Checklisten Pflegeplanung

Checklisten Pflegeplanung

2. Auflage

2. Auflage: Ergänzt von Dr. Petra Becker
Fachliches Gutachten: Günter Schmitt

1. Auflage: Zusammengestellt von Anna-Luise Jordan

ELSEVIER
URBAN & FISCHER

URBAN & FISCHER München

Zuschriften und Kritik an:
Elsevier GmbH, Urban & Fischer Verlag, Lektorat Pflege, Karlstraße 45, 80333 München
E-Mail: pflege@elsevier.de

Wichtiger Hinweis für den Benutzer
Die Erkenntnisse in der Medizin und in der Pflege unterliegen laufendem Wandel durch Forschung und klinische Erfahrungen. Die Autoren dieses Werkes haben große Sorgfalt darauf verwendet, dass die in diesem Werk gemachten therapeutischen Angaben dem derzeitigen Wissensstand entsprechen. Das entbindet den Nutzer dieses Werkes aber nicht von der Verpflichtung, zu überprüfen, ob die in diesem Buch gemachten Angaben dem neuesten Stand der Pflege, Wissenschaft und Medizin entsprechen.

Bibliografische Information der Deutschen Nationalbibliothek
Die Deutsche Bibliothek verzeichnet diese Publikation in der Deutschen Nationalbibliografie; detaillierte bibliografische Daten sind im Internet unter http://dnb.ddb.de abrufbar.

2. Auflage 2009

Der Urban & Fischer Verlag ist ein Imprint der Elsevier GmbH.
09 10 11 12 13 5 4 3 2 1

Um den Textfluss nicht zu stören, wurde bei Bewohnern, Pflegebedürftigen und Berufsbezeichnungen die grammatikalisch maskuline Form gewählt. Selbstverständlich sind in diesen Fällen immer Frauen und Männer gemeint.

Planung: Christine Schwerdt, München
Lektorat: Dr. Petra Becker, Syke
Projektmanagement: Anke Drescher, München
Herstellung: Gabriele Reuter, Erika Baier, München
Satz und Bildbearbeitung: Mitterweger & Partner, Plankstadt
Druck und Bindung: Polygraf Print, Presov, Slowakei
Umschlaggestaltung: SpieszDesign, Neu-Ulm
Titelabbildung: Fotolia

ISBN 978-3-437-27471-8

Aktuelle Informationen finden Sie im Internet unter **www.elsevier.de** und **www.elsevier.com**

Benutzung der Checklisten

Was ist Pflegeplanung?

Der Pflegeprozess

Um zu verstehen, was Pflegeplanung bedeutet, ist es notwendig den Pflegeprozess zu kennen. Denn die Pflegeplanung ist ein Teil des Pflegeprozesses. Der Pflegeprozess nach Fiechter und Meier besteht aus sechs Schritten:

- Informationen sammeln
- Ressourcen und Probleme finden
- Ziele festlegen
- Maßnahmen planen
- Maßnahmen durchführen
- Überprüfen und verbessern der Pflegeergebnisse.
  (Fiechter, V.; Meier, M.: Pflegeplanung. Recom Verlag, Basel 1998.)

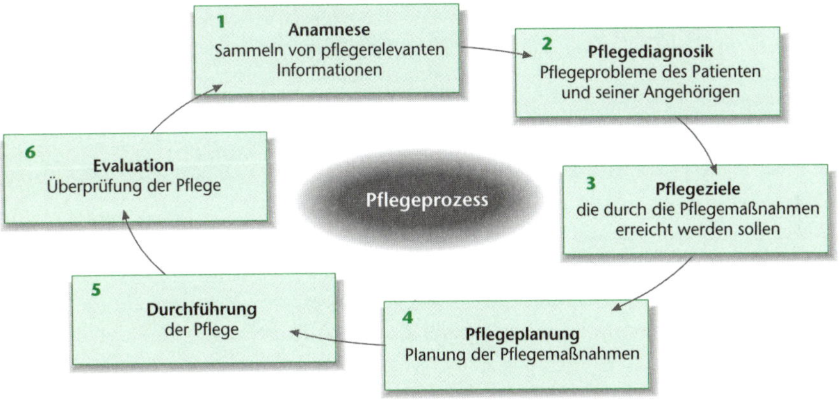

Der Pflegeprozess. [S. Adler, Lübeck] (Abbildung auch online verfügbar)

Informationen sammeln

Zunächst sammeln die Pflegenden alle pflegerelevanten Informationen über die Situation des Patienten. Dazu nutzen sie die folgenden Quellen:

- Erstgespräch mit dem Patienten bzw. seinen Angehörigen (Anamnese)
- Folgegespräche mit Patienten bzw. Angehörigen sowie spontane Äußerungen
- Beobachtung des Patienten, bei Bedarf mithilfe von Assessmentinstrumenten, z.B. Dekubitusskala oder Mini Nutritional Assessment (Fragebogen)

- Ggf. Pflegeüberleitungsberichte von zuvor betreuenden Pflegediensten oder -einrichtungen, z. B. häusliche Pflege, Pflegeheim
- Dokumentationen von und Gespräche mit anderen Berufsgruppen, z. B. Ärzte, Physiotherapeuten.

Damit diese für den Pflegeprozess und damit auch für die Pflegeplanung wichtigen Informationen nicht verloren gehen, werden sie in der Patientenakte dokumentiert, z. B. auf dem Stammblatt, dem Anamnesebogen oder anderen dafür vorgesehenen Formblättern.

Ressourcen und Probleme finden

Mithilfe der gesammelten Informationen schätzen die Pflegenden die Pflegebedürftigkeit des Patienten ein. Diese ergibt sich einerseits aus den körperlichen Problemen des Patienten, z. B. aus einer eingeschränkten Mobilität. Andererseits bestimmen aber auch psychische und soziale Probleme die Pflegebedürftigkeit, z. B. Angst vor einer Operation oder fehlende Unterstützung aus dem privaten Umfeld.

Positiv beeinflusst wird die Pflegebedürftigkeit durch die Ressourcen eines Patienten. Eine Ressource kann auch als „Reserve" bezeichnet werden, die der Patient selbst „mitbringt" und die von Vorteil ist, um den Zustand des Patienten zu verbessern. Von einer Ressource spricht man beispielsweise, wenn ein Säugling trotz vorangegangenem Erbrechen weiterhin trinkt und der Hautturgor normal ist. Ein Erwachsener, der einen Herzinfarkt erlitten hat, aber nicht übergewichtig ist und zudem noch regelmäßig Sport treibt, verfügt ebenfalls über Ressourcen.

Manchmal ist es schwierig, die Ressourcen eines Patienten auf Anhieb zu erkennen. Hilfreich kann es in diesem Fall sein, die folgenden Fragen zu beantworten:

- Welche Tätigkeiten übt der Patient selbstständig aus? (z. B. aus dem Bett aufstehen)
- Was kann/macht der Patient gut? (z. B. ausreichend Flüssigkeit zu sich nehmen)
- Ist der Patient motiviert? (z. B. sich selbst zu pflegen)
- Wie ist der Gemütszustand des Patienten? (z. B. unangenehme Prozeduren zu ertragen)

Ebenso wie ein Patient über Ressourcen verfügen kann, kann er aber auch Probleme oder Voraussetzungen „mitbringen", die den Zustand des Patienten zusätzlich negativ beeinflussen. Eine Frau, die sich das Schienbein gebrochen hat und ohnehin schon an einer Osteoporose leidet, wird wahrscheinlich längere Zeit benötigen, bis sie das Bein wieder belasten kann. Ebenso wird ein Mann, der kaum Flüssigkeit zu sich nimmt, größere Probleme mit einem Harnwegsinfekt haben als ein Mann, der zwei Liter Wasser am Tag trinkt.

Die aktuellen Probleme, die Ressourcen des Patienten sowie problematische Voraussetzungen wie chronische Grunderkrankungen bestimmen den Pflegebedarf des Patienten, also den Bedarf an pflegerischen Leistungen. Um diesen konkret festzulegen, ist es zunächst notwendig zu bestimmen, wo genau die Ziele der Pflege des Patienten liegen (☞ unten).

Ziele festlegen

Alle Informationen, Ressourcen und Probleme des Patienten werden dokumentiert. Auf diese Weise können die Pflegenden systematisch die Ziele festlegen, die mit der Pflege erreicht werden sollen. Wichtig ist dabei stets, dass die Ziele für den Patienten erreichbar sind. So kann bei einer 90-jährigen Frau nach einer Oberschenkelhalsfraktur das Ziel darin bestehen, dass sie sich mit Hilfe in einen Stuhl setzen kann. Bei einem 40-jährigen Mann hingegen wird das Ziel nach einer Oberschenkelhalsfraktur meist darin bestehen, dass er wieder laufen kann.

Bei Bedarf unterscheiden die Pflegenden zwischen Fern- und Nahzielen. So besteht das Nahziel bei einem Dekubitus zweiten Grades – also bei einer oberflächlichen Schädigung der Haut mit einer geschlossenen oder bereits geöffneten Blase – darin, eine weitere Ausbreitung bzw. Verschlimmerung des Dekubitus zu vermeiden. Hat sich die Blase noch nicht geöffnet, so besteht das Nahziel auch darin, zu vermeiden, dass sich die Blase öffnet und somit ein Nährboden für eine Infektion entsteht. Das Fernziel bedeutet in diesem Fall, dass die Haut des Patienten wieder intakt sein sollte und der Patient keinen Dekubitus mehr hat.

Auch ist es wichtig, dass die Ziele spezifisch zur Pflegebedürftigkeit des Patienten passen. Eine „baldmöglichste Genesung" ist zwar erstrebenswert, aber dennoch zu allgemein, um etwas über die Maßnahmen auszusagen, die zur Erreichung des Ziels führen sollen. Zudem ist eine völlige Genesung ebenso wie eine vollständige Selbstständigkeit eine Idealvorstellung, die gerade bei älteren oder chronisch kranken Menschen oft nicht zu erreichen ist. Eine „baldmöglichste Genesung" ist also auch nicht messbar, denn: Wann genau ist ein Mensch wieder gesund? Um später zu prüfen, ob ein Ziel erreicht wurde, ist es jedoch wichtig, Ziele festzulegen, deren Zielerreichungsgrad gemessen werden kann.

Ein weiterer wichtiger Punkt besteht darin, einen Zeitpunkt für die Erreichung des Ziels anzugeben, z. B. der Patient ist am 25. März wieder soweit, dass er täglich 1,5 l Flüssigkeit oral zu sich nehmen kann. Die Angabe des Zeitpunkts hilft den Pflegenden, die Pflegeergebnisse zu überprüfen (☞ unten) bzw. bei Bedarf die Ziele neu zu stecken und dementsprechend den Pflegeplan zu ändern.

Alle Ziele sollten mit dem Patienten besprochen bzw. gemeinsam mit ihm festgelegt werden. Auf diese Weise kann der Patient die Arbeit der Pflegenden verstehen und selbst daran mitwirken, die gesteckten Ziele zu erreichen. Manchmal kommt es jedoch vor, dass für den Patienten ein anderes Ziel im Vordergrund steht als für die Pflegenden. Beispielsweise wenn der Patient ein bestimmtes Problem bisher noch nicht angesprochen hat oder dieses von den Pflegenden nicht erfragt wurde. Kommen Patient und Pflegende nicht zu einer gemeinsamen Zielsetzung, so heißt es wiederum: Informationen sammeln, Ressourcen und Probleme einschätzen und die Ziele wiederum mit dem Patienten besprechen.

Schließlich ist es mitunter sinnvoll, ein Hauptziel festzulegen. Beispielsweise wenn ein 80-jähriger, bislang kontinenter und orientierter Mann nun inkontinent und desorientiert ist. Hat sich bei der Informationssammlung herausgestellt, dass der Patient zu wenig trinkt, so besteht das Hauptziel darin, dass der Patient ausreichend Flüssigkeit zu sich nimmt. Möglicherweise werden schon mit der Erreichung dieses Hauptziels die Verwirrtheit und damit ggf. auch die Inkontinenz rückläufig sein.

Maßnahmen planen

Stehen die Ziele, die mit der Pflege des Patienten erreicht werden sollen, fest und sind sie erreichbar, spezifisch und mit einem konkreten Zeitpunkt versehen, so planen die Pflegenden die Pflegemaßnahmen. Dieser Schritt des Pflegeprozesses ist die eigentliche Pflegeplanung.

Die Pflegenden nutzen ihr Fachwissen, hausinterne Handlungsanweisungen, Richtlinien und Pflegestandards, um die Pflegemaßnahmen zu planen. Auch mit dem Lesen von Fachliteratur halten sich die Pflegenden auf dem Laufenden, um den Patienten nach möglichst aktuellen Erkenntnissen zu versorgen.

Von besonderer Bedeutung ist es, die Pflegeplanung genau zu dokumentieren. So sollte beispielsweise nicht einfach „bewegen" in der Pflegeplanung stehen, sondern genauer beschrieben werden, wie der Patient (oder gegebenenfalls welche einzelnen Körperbereiche) bewegt werden sollen, welche Methode anzuwenden ist, z. B. aktive oder passive Bewegungsübung, und wie oft die Pflegemaßnahme am Tag wiederholt werden soll. Nicht selten ist es auch von Bedeutung, den genauen Zeitpunkt, zu dem eine Pflegemaßnahme stattfinden soll, in die Pflegeplanung aufzunehmen. Hier kann es sich z. B. um eine Uhrzeit, aber auch um einen bestimmten situativen Zeitpunkt handeln, beispielsweise wenn ein Patient immer vor den Hauptmahlzeiten inhalieren soll.

Um sicher zu sein, dass alle wichtigen Informationen in die Pflegeplanung aufgenommen wurden, ist es hilfreich zu überprüfen, ob die folgenden Fragen mit der Pflegeplanung beantwortet werden können:

- **Welche** Pflegemaßnahme soll durchgeführt werden?
- **Wie** soll die Pflegemaßnahme durchgeführt werden?
- **Wer** soll die Pflegemaßnahme durchführen?
- **Wie oft** und **wann** soll die Pflegemaßnahme durchgeführt werden?
- **Wo** soll die Pflegemaßnahme durchgeführt werden?

Ohne eine systematische Informationssammlung, ohne das Erkennen von Problemen und Ressourcen und ohne festgelegte Ziele entspricht eine Pflegeplanung mit großer Wahrscheinlichkeit nicht den Bedürfnissen des Patienten. Andererseits sind die Informationssammlung, das Erfassen von Problemen und Ressourcen sowie die Bestimmung von Pflegezielen erst dann wirklich sinnvoll, wenn sie als Basis der Pflegeplanung dienen.

Die Pflegeplanung drückt das professionelle Handeln der Pflegenden aus und grenzt sich damit von der Laienpflege ab. Für die Pflegenden dient die fachgerechte und schriftlich dokumentierte Pflegeplanung zudem auch als Schutz bei Schadensansprüchen, wenn es darum geht zu belegen, dass eine fachgerechte Pflege geplant wurde. Vorausgesetzt wird hier allerdings, dass die geplante Pflege schließlich auch durchgeführt, dokumentiert und der aktuellen Pflegebedürftigkeit des Patienten stetig angepasst wurde (☞ unten).

Maßnahmen durchführen

In der Pflegeplanung wurden die Maßnahmen festgelegt, die notwendig sind, um das Pflegeziel zu erreichen. Jetzt kommt es darauf an, dass diese Maßnahmen auch tatsächlich durchgeführt werden. Sind die Angaben in der Pflegeplanung detailliert dokumentiert, so ist es für die Pflegenden leicht, die Maßnahmen durchzuführen. Nicht zu vergessen ist dabei, dass sich der Zustand eines Patienten auch verändern kann. Eine strikte Pflege nach Plan ist daher nicht immer möglich. Ist in der Pflegeplanung beispielsweise festgelegt, dass dem Patienten eine bestimmte Menge Flüssigkeit zu einem bestimmten Zeitpunkt über die PEG-Sonde verabreicht wird, so kann es notwendig sein, vom Pflegeplan abzuweichen, wenn der Patient kurz zuvor erbrochen hat.

An dieser Stelle wird ersichtlich, dass der Pflegeprozess kein starrer Handlungskreis ist. Vielmehr sind die Pflegenden angehalten, situativ zu entscheiden, an welchem Schritt des Pflegeprozesses sie als nächstes ansetzen. Im Falle des Patienten, der zwar Flüssigkeit bekommen soll, gerade aber keine Flüssigkeit bekommt, da er erbrochen hat, wäre es notwendig, wieder bei der Informationssammlung anzusetzen: Wann hat der Patient erbrochen? Wie oft hat er erbrochen? Wo liegen die Ursachen für das Erbrechen? Diese und weitere Fragen sollten zunächst beantwortet werden. Dann werden wiederum die Probleme und Ressourcen des Patienten beurteilt, Ziele festgelegt, Maßnahmen geplant – und die Durchführung der Maßnahmen entsprechend angepasst.

Das Entscheidende bei der Durchführung der Maßnahmen ist also, dass sich die Pflegenden einerseits an die Pflegeplanung halten, dass sie andererseits jedoch auch situativ den Zustand des Patienten erfassen, auf seine aktuelle Situation eingehen und bei Bedarf die Ziele neu stecken und Maßnahmen erneut planen.

Um die geleistete Pflege nachvollziehbar zu machen, dokumentieren die Pflegenden alle durchgeführten Pflegemaßnahmen. Dies sollte möglichst zeitnah nach der Durchführung geschehen. Weiterhin wichtig ist, dass die zuständige Pflegende die geleisteten Pflegehandlungen mit ihrem Handzeichen abzeichnet.

Überprüfen und verbessern der Pflegeergebnisse

Bei Patienten, die systematisch nach einer Pflegeplanung gepflegt werden, ist es leicht zu erkennen, ob die geplanten Pflegemaßnahmen Erfolg zeigen. Lautet das Ziel in der Pflegeplanung beispielsweise, einen Dekubitus bei einem bettlägerigen Patienten zu vermeiden, so wird der Standard zur Dekubitusprophylaxe berücksichtigt. Die einzelnen Maßnahmen des Standards werden – je nach individueller Situation des Patienten – in die Planung aufgenommen. Werden die Maßnahmen entsprechend der Planung durchgeführt, können die Pflegenden ersehen, ob sie mit den Maßnahmen tatsächlich einen Dekubitus vermeiden konnten. Kommt es hingegen doch zu einem Dekubitus, so stellt sich den Pflegenden die Frage, ob die geplanten Maßnahmen nicht, nicht regelmäßig oder nicht fachgerecht durchgeführt wurden. Oder wurden gar die falschen Maßnahmen geplant?

Mit diesen Informationen gehen die Pflegenden wiederum zur Informationssammlung über bzw. aktualisieren die Informationssammlung. In dieser kann nun beispielsweise stehen, dass der Patient mittlerweile einen Dekubitus hat – dessen Versorgung, unter Verhütung einer weiteren Verschlechterung, geplant werden muss.

Warum Pflegeplanung?

Ob im Unterricht oder in der Praxis, ob Auszubildende oder langjährig erfahrene Pflegende: Pflegeplanung ist ein Bestandteil der täglichen Arbeit von Pflegenden. Mit Hilfe der Pflegeplanung ist es möglich, systematisch zu arbeiten und die Qualität der geleisteten Pflege zu bewerten.

Beispielsweise sind in der Pflegeplanung für eine 80-jährige Frau konkrete Maßnahmen dokumentiert, wie eine ausreichende Zufuhr von Nährstoffen gewährleistet werden soll. Ziel ist, dass die Patientin fünf Kilogramm an Gewicht gewinnt. Halten sich die Pflegenden an die geplanten Maßnahmen, so können sie nach einem entsprechenden Zeitraum, z.B. nach einer Woche, sehen, ob die Patienten bereits etwas an Gewicht gewonnen hat. Ist dies der Fall, so haben die Pflegenden mit den von ihnen geplanten Maßnahmen das Pflegeziel schon ein Stück weit erreicht und können in ihrer Strategie fortfahren – die geplanten Pflegemaßnahmen haben sich also bewährt! Hätte es hingegen keine Pflegeplanung gegeben, dann hätten die Pflegenden, die die Frau versorgt haben, möglicherweise verschiedene Vorgehensweisen bei der Ernährung der Frau angewendet oder den Pflegenden wäre das Problem des Untergewichts gar nicht bewusst gewesen. Hätte die Patientin ohne detaillierte Pflegeplanung an Gewicht verloren, dann wäre es nur schwer nachvollziehbar, wo der Grund für den Gewichtsverlust liegt: Hat nur eine Pflegende falsch gehandelt? Haben alle Pflegenden falsch gehandelt? Oder haben die unterschiedlichen Vorgehensweisen der Pflegenden dazu beigetragen, dass die Patientin Gewicht verloren statt gewonnen hat?

Eine Pflegeplanung – nach der selbstverständlich auch gearbeitet werden muss – erleichtert es also, den Erfolg der Pflege festzustellen und bei nicht erreichten Zielen die geplanten Maßnahmen systematisch zu überdenken. Hierzu werden die Pflegeergebnisse mit den angestrebten Zielen verglichen. Wurden die Ziele erreicht, so spricht dies für eine fachgerechte Pflegeplanung und einen funktionierenden Pflegeprozess. Liegen die Ergebnisse hinter den Pflegezielen zurück, so stellt sich die Frage, wo genau das Problem liegt. Wurden die falschen Maßnahmen geplant? Gibt es Probleme bei der Durchführung der Maßnahmen? Waren die Ziele zu hoch gesteckt? Meistens ergeben sich die Antworten auf diese Fragen schon durch die Überlegungen einer einzelnen Pflegenden. Manchmal ist jedoch auch eine Fallbesprechung notwendig, um die Ziele des Patienten zu überdenken und Maßnahmen sinnvoll auszuwählen.

Ohne eine schriftliche Dokumentation der Pflegeplanung geht es nicht. Zwar werden die Informationen über die Patienten in den meisten Einrichtungen am Ende der Schicht auch mündlich übergeben, bei einer dokumentierten Pflegeplanung ist es den Pflegenden bei Unklarheiten jedoch immer möglich, die aktuell geplanten Pflegemaßnahmen nachzulesen – und mit den anderen Pflegenden „an einem Strang zu ziehen".

Nicht zu vergessen ist, dass es Fälle geben kann, in denen aufgrund von äußeren Umständen die Pflegeziele nicht erreicht werden konnten, z. B. wenn der Patient bewusst auf eine Pflegemaßnahme verzichten möchte, auch wenn ihm die Vorteile dieser Maßnahme verständlich erklärt wurden.

Warum Checklisten zur Pflegeplanung?

Es hat sich gezeigt, dass eine ausführliche Informationssammlung die Grundlage für eine Pflegeplanung und somit eine qualitativ hochwertige Pflege ist. Daher sollte bei der Informationssammlung nichts vergessen werden – sowohl wenn der Patient befragt wird als auch wenn die gewonnenen Informationen dokumentiert und damit allen anderen Pflegenden zugänglich gemacht werden.

Mithilfe der *Checklisten Pflegeplanung* können die Pflegenden auf einen Blick ersehen, ob sie alle relevanten Informationen in Erfahrung gebracht haben. Anschließend können sie auf dieser Basis die Ziele der Pflege – unter Berücksichtigung der individuellen Situation des Patienten – festlegen.

Darüber hinaus lassen sich mittels der Checklisten die Pflegemaßnahmen planen: Sie geben einen schnellen Überblick über alle relevanten Maßnahmen für ein bestimmtes Pflegeziel. Hier ist es wieder möglich, die für den individuellen Patienten passenden Pflegemaßnahmen auszuwählen.

Am Ende jeder Checkliste ist zu ersehen, wie die Pflegergebnisse überprüft werden können. Ein Vergleich mit den gesetzten Zielen hilft zu kontrollieren, welche Pflegemaßnahmen neu überdacht werden sollten oder welche Maßnahmen den gewünschten Erfolg zeigen.

Natürlich kann in diesem Buch nur ein grober Überblick gegeben werden – jede Information, jedes Ziel und jede Maßnahme ist individuell an den Patienten anzupassen, denn jeder Patient hat eine andere Krankheitsgeschichte, setzt andere Schwerpunkte in seinem Leben und erlebt Situationen anders. Deshalb muss auch bei jeder Pflegeplanung der Patient im Mittelpunkt stehen – die Checklisten können und wollen nur Anhaltspunkte sein. Sie bieten Ihnen ein Gerüst, um erfolgreich die Pflegeplanung in die Praxis einzubauen.

Viel Erfolg wünscht Ihnen dabei das Lektorat Pflege des Elsevier Urban & Fischer Verlages.

💻 Übrigens: Weitere Checklisten und ergänzende Informationen finden Sie online.

Abkürzungsverzeichnis

A

A.	Arterie
AF	Atemfrequenz
AICD	automatischer implantierbarer Kardioverter-Defibrillator
AP	Angina pectoris
ATS	Antithrombosestrümpfe
ärztl.:	ärztlich
ATL	Aktivitäten des täglichen Lebens
AZ	Allgemeinzustand

B

bakt.	bakteriell
BMI	Body-Mass-Index
BZ	Blutzucker
bzw.	beziehungsweise

C

chron.	chronisch
COLE	chronisch obstruktive Lungenerkrankung
COPD	chronic obstructive pulmonary disease (chronisch obstruktive Lungenerkrankung)

D

d.h.	das heißt
DMSG	Deutsche Multiple Sklerose Gesellschaft

E

ECPA-Schmerzskala	Echelle comportementale de la douleur pour personnes âgées non communicantes (Schmerzanamnese für ältere Personen mit Kommunikationseinschränkungen)
evtl.	eventuell
EZ	Ernährungszustand

G

ggf.	gegebenenfalls
gyn.	gynäkologisch

H

h	Stunde(n)
HF	Herzfrequenz

I

i.d.R.	in der Regel
i.a.	intraarteriell
i.c.	intrakutan
i.m.	intramuskulär
i.v.	intravenös
IE	Internationale Einheit

K

kgKG	Kilogramm pro Körpergewicht
KHK	Koronare Herzkrankheit
KI	Kontraindikation
klin.	klinisch

L

l	Liter

M

M.	Morbus
medik.	medikamentös
mg	Milligramm
Min.	Minute(n)
mind.	mindestens
ml	Milliliter
MRSA	Methicillin-resistenter Staphylococcus aureus
MS	Multiple Sklerose
MTS	medizinischer Thrombosestrumpf

N

N.	Nervus
n.A.	nach Anordnung
NaCl 0,9 %	isotonische Kochsalzlösung (Natriumchlorid)
NW	Nebenwirkungen

O

o.	oder
O_2	Sauerstoff
oberflächl.	oberflächlich
OP	Operation

P

p.o.	per os
Pat.	Patient
PEG	perkutane endoskopische Gastrostomie

R

RDS	Reizdarmsyndrom
respir.	respiratorisch
RR	Blutdruck nach Riva-Rocci

S

s.c.	subkutan
SHT	Schädel-Hirn-Trauma
SM	Schrittmacher
Std.	Stunde(n)
sympt.	symptomatisch

T

Tbc	Tuberkulose
TCM	traditionelle chinesische Medizin
Temp.	Temperatur
tgl.	täglich
TIA	transitorische ischämische Attacke

U

u.	und
u.a.	unter anderem

V

V.	Vene
v.a.	vor allem
V.a.	Verdacht auf
VHF	Vorhofflimmern
VW	Verbandwechsel

Z

z.B.	zum Beispiel
Z.n.	Zustand nach
z.T.	zum Teil
ZNS	zentrales Nervensystem
ZVD	zentraler Venendruck
ZVK	zentraler Venenkatheter

Abhängigkeit

Informationen sammeln

- Seit wann besteht die Abhängigkeit?
- Wird der Pat. zum ersten Mal mit dieser Diagnose aufgenommen?
- Von welchem Suchtmittel besteht Abhängigkeit?
  - Alkohol?
  - Medikamente, z. B. Benzodiazepine, Amphetamine, Opiate, Barbiturate, Designerdrogen?
  - Sonstige, z. B. Heroin, Cannabis, Kokain, LSD, Schnüffelstoffe, Koffein, Nikotin?
- Tätigkeitssucht?
  - Spielsucht?
  - Sexsucht?
  - Internetsucht?
  - Beziehungssucht?

Ursachen

- Angestrebte Verbesserung der Befindlichkeit?
- Bekämpfung störender Wahrnehmungen, z. B. Angst, depressive Verstimmung?
- Wunsch nach reibungslosem Funktionieren in der Gesellschaft?
- Wunsch nach ständig positiven Gefühlen?
- Neugier?
- Psychische Belastungen, z. B. Stress?
- Mangelnde Konfliktbewältigungsstrategien?

Probleme

- Wie macht sich die Abhängigkeit bemerkbar?
  - Nervosität?
  - Erhöhte Reizbarkeit?
  - Konzentrationsschwäche?
  - Gedächtnisstörungen?
  - Orientierungsstörungen?
  - Schlaflosigkeit?
  - Albträume?
  - Angstzustände?
  - Erregungszustände?
  - Weinerliche Affektlabilität?
  - Antriebsarmut?
  - Gangunsicherheit?
  - Augenmuskellähmung?
  - Reflexstörungen?
  - Pupillengröße?
- Bestehen Entzugserscheinungen?
  - Erregungszustände?
  - Schweißausbrüche?
  - Tremor?
  - Fieber?
  - Durchfall?
  - Erbrechen?
  - Kurzatmigkeit?
  - Tachykardie?
  - Tachypnoe?
  - Halluzinatorische Störungen?
  - Psychotische Störungen?
  - Schlafstörungen?
  - Angst?
  - Delir?
  - Krämpfe?
- Einstichstellen?
- Infektionen? (Abszesse, Hepatitis, HIV)
- Gehirnerkrankungen, Herzerkrankungen, Erkrankungen von Abdominalorganen?

Ressourcen

- Pat. hat Krankheitseinsicht
- Pat. ist in Selbsthilfegruppen eingebunden

- Pat. verfügt über ein intaktes soziales Umfeld
- Guter AZ/EZ

Ziele festlegen

- Pat. ist über seine Krankheit informiert
- Pat. ist zum Entzug bereit und möchte dauerhaft abstinent leben
- Das Suchtmittel ist ermittelt
- Entzugserscheinungen sind beseitigt
- Körperlicher Entzug ist erfolgt
- Pat. fühlt sich verstanden
- Pat. hat Lebensorientierung
- Pat. formuliert positive Lebensziele
- Suizidgefahr wird erkannt
- Suchtfolgen auf Gehirn, Herz und Abdominalorgane sind vermieden oder werden frühzeitig erkannt
- Suchtmittelfreie Periode ist verlängert
- Pat. ist dauerhaft abstinent

Maßnahmen planen

- Entgiftungsphase:
  - Arzt über Entzugssymptome in Kenntnis setzen
  - Pat. zum Entzug motivieren
  - Vitalwerte kontrollieren (RR, Puls, BZ, Bewusstsein)
  - Schlafkontrolle
  - Medikamente nach Anordnung
  - auf beginnendes Delir achten, z.B. Rastlosigkeit, zielloses Handeln
- Sonstiges:
  - klar und offen kommunizieren
  - bei Aggressionen deeskalierend reagieren
  - beim Umgang mit Kränkungen und Trauer unterstützen
  - auf verschlüsselte Suizidankündigungen achten
  - positive Erinnerungen erfragen
  - Möglichkeiten zum nonverbalen Ausdruck von Gefühlen anbieten
  - musische Angebote machen
  - zu Entspannungsübungen raten
  - Tee und Wasser anbieten (2500 ml Mindestmenge sicherstellen), keinen Kaffee oder schwarzen Tee
  - ggf. zu Körperpflege anregen
  - ggf. ☞ Sturzprophylaxe
  - Konsequent sein, d.h. Ankündigungen auch ausführen
  - Überforderung vermeiden
  - auf erneuten Suchtmittelkonsum achten
  - Vermittlung von Kontakt zu Selbsthilfegruppen/langfristiger Therapie über Sozialdienst

> Bei Alkoholkrankheit: auf Alkohol in Nahrungsmitteln und Medikamenten (Tropfen!) achten, nicht verabreichen!

Ergebnisse prüfen

- Körperlicher Zustand
- Gewicht
- Entzugserscheinungen
- Vitalzeichen
- Psychischer Zustand
- Sozialverhalten
- Krankheitsverständnis, Compliance

Adipositas

Informationen sammeln

- Seit wann besteht Adipositas?
- Was oder wie isst oder trinkt der Pat.?
  - Gern?
  - Regelmäßig?
  - Häufig?
  - In großen Mengen?
  - In kleinen Mengen?
  - Mit Widerwillen?
- Wie bereitet sich Pat. die Speisen zu?
- Wie sind die Mahlzeiten über den Tag verteilt?
- Beschäftigt sich der Pat. beim Essen mit anderen Aktivitäten?
- Beruf?
- Vorwiegend sitzende Tätigkeit?
- Wie viel Bewegung?

Ursachen

- Physische Ursachen?
- Genetische Ursachen
- Erkrankungen der Schilddrüse?
- Erkrankungen der Hypophyse?
- Emotionale Störungen?
- Sonstige?

Probleme

- Gewicht?
- Taillenumfang?
- Rückenprobleme?
- Größe?
- BMI?
- Gicht?
- Blutdruck/Hypertonie?
- Dyspnoe?
- Schlafapnoe-Syndrom?
- KHK?
- Verringerte Leistungsfähigkeit?
- Gesichtsrötung?
- Schwitzt Pat. viel?
- Körperliche Schwäche?
- Venenschwäche?
- Obstipation?
- Diabetes?
- Intertrigo?
- Pilzinfektion?
- Gelenkschmerzen?
- Arthrose?
- Sonstige?

Ressourcen

- Pat. ist zur Gewichtsreduktion bereit
- Guter AZ
- Pat. ist mobil, kann sich gut bewegen
- Intaktes soziales Umfeld
- Sonstige

Ziele festlegen

- Dauerhafte Gewichtsreduktion
- Pat. ist über Risiken von Übergewicht informiert
- Pat. hält Diät konsequent ein
- Pat. kennt die Prinzipien einer gesunden Ernährungsweise
- Pat. kann Diät zu Hause selbstständig durchführen
- Pat. bewegt sich ausreichend und treibt Sport
- Partner/Angehörige sind eingebunden

Maßnahmen planen

- Über die Vorteile einer Gewichtsreduktion beraten
- Kontakt zur Ernährungsberatung herstellen
- Diätplan erstellen
- Selbstkontrolle unterstützen, z.B. Tagebuch
- Fastendiät nach Anordnung
- Auf ausreichend Flüssigkeitsaufnahme achten
- Zu guter Körperpflege anleiten
- Bei Bettlägerigkeit:
  - gute Körperpflege durchführen
  - alle Prophylaxen
- Auf Hautprobleme achten
- Pat. zur Bewegung animieren, z.B. Spaziergänge
- Beratung: Stil, Kleidung
- Pflegemaßnahmen der Begleiterkrankungen
- Ggf. Psychotherapie
- Über Sozialdienst Einbindung in Selbsthilfegruppen anbieten

Ergebnisse prüfen

- Gewicht
- Taillenumfang
- Essverhalten
- Vitalzeichen
- Wohlbefinden
- Krankheitsverständnis, Compliance

Aids

☞ HIV-Infektion

Algurie

= schmerzhafte Harnentleerung

☞ Dysurie

Informationen sammeln

- Seit wann bestehen die Schmerzen?
- Zum ersten Mal?
- Wann treten die Schmerzen auf?

Ursachen

- Harnwegsinfekt?
- Niereninfektion?
- Entzündung der Prostata?
- Konkremente in den Harnwegen?
- Tumoren?
- Stenosen?
- Strikturen?
- Harnröhrenverletzung?

Probleme

- Art des Schmerzes?
- Wie stark ist der Schmerz?
- Wie lange dauert der Schmerz an?
- Urinmenge?
- Farbe und Trübung des Urins?
  - Klarer Urin?
  - Blutiger Urin?
  - Eiter im Urin?
  - Sediment, Steine im Urin?
- Pollakisurie?
- Nykturie?
- Allgemeine Infektzeichen?
- Sonstige?

Ressourcen

- Pat. hat keine weiteren Entzündungen
- Guter AZ/EZ
- Ursache ist bekannt und therapierbar
- Sonstige

Ziele festlegen

- Pat. hat keine Schmerzen beim Wasserlassen
- Pat. hat eine physiologische Miktionsfrequenz
- Harnverhalt ist verhindert
- Pat. führt angemessene Intimhygiene durch
- Pat. hat Schmerzen von nicht mehr als 3/10 analog der Numerischen Rangskala

Maßnahmen planen

- Pflege entsprechend der Grunderkrankung
- Flüssigkeitsbilanzierung
- Ausreichende Flüssigkeitszufuhr (Cave bei Herz- oder Niereninsuffizienz)
- Ggf. lokale Wärmeanwendung zur Schmerzlinderung
- Medikamente nach Anordnung
- Schmerzmanagement durchführen
- Auf abgehende Steine achten, ggf. Urin sieben
- Einmalkatheterisieren nach Anordnung

Ergebnisse prüfen

- Urin
- Miktion
- Vitalzeichen
- Schmerzen
- Wohlbefinden
- Krankheitsverständnis/Compliance

Allergien/allergische Reaktionen

Informationen sammeln

- Seit wann besteht die Allergie?
- Ist der Pat. in ärztlicher Behandlung?
- Ist das Allergen bekannt?

Ursachen

- Nahrungsmittel?
- Blütenpollen?
- Arzneimittel?
- Haustiere?
- Arbeitsmittel?
- Anderes Allergen?

Probleme

- Wann erfolgt die Reaktion?
  - Sofort?
  - Anaphylaktischer Schock?
  - Nach Stunden?
  - Nach Tagen?
- Ist die Reaktion lokal begrenzt?
- Ist die Reaktion allgemein?
- Wie reagiert Pat.?
  - Hautausschlag?
  - Jucken?
  - Risse der Haut?
  - Blasen?
  - Neurodermitis?
  - Ödeme?
  - Schmerzen?
  - Kurzatmigkeit?
  - Dyspnoe?
  - Asthmaanfall?
  - Herzrhythmusstörungen?
  - Übelkeit?
  - Durchfälle?
  - Fieber?
  - Hitzegefühl?
  - Unruhe?
  - Allgemeines Missbehagen?
  - Augentränen?
  - Bindehautentzündung?
  - Schnupfen?
  - Niesen?
- Schock:
  - Blutdruck?
  - Puls?
  - Bewusstsein?
  - Krämpfe?
- Sonstige?

Ressourcen

- Pat. kennt Allergen
- Kann Pat. Kontakt mit Allergen meiden
- Guter AZ/EZ
- Sonstige

Ziele festlegen

- Pat. kennt die Allergene und meidet sie
- Pat. kennt die Symptome und kann sie präzise beschreiben
- Pat. hat einen Allergiepass
- Pat. mit Typ-A-Allergie hat stets eine Notfallausrüstung (Adrenalin oder Glukokortikoid) bei sich
- Pat. ist mit einer Desensibilisierung einverstanden
- Pat. nimmt Psychotherapie in Anspruch

Maßnahmen planen

- Sorgfältige Beobachtung von Vitalzeichen (RR, Puls, Atmung) und Bewusstsein v. a. während der Durchführung von Allergietest oder Suchdiät
- Medikamente nach Anordnung
- Pflege entsprechend der Symptome
- Nur geeignete Pflegeprodukte verwenden
- Kontakt zu Selbsthilfegruppen anbieten
- Ggf. Asthmaschulung anbieten
- Kontakt zur Ernährungsberatung herstellen
- Ggf. Psychotherapie
- Ggf. über Sozialdienst Umschulung anbieten

Ergebnisse prüfen

- Haut
- Schleimhaut
- Atemwege
- Gastrointestinaltrakt
- Vitalzeichen
- Gewicht
- Krankheitsverständnis, Compliance

Anämie

Informationen sammeln

- Seit wann besteht die Anämie?
- Ist der Pat. in ärztlicher Behandlung?
- Akute oder chronische Anämie?
- Ist die Art der Anämie bekannt?

Ursachen

- Isst Pat. fleischlose Kost?
- Ist eine Eisenresorptionsstörung bekannt?
- Liegt Vitamin-B_{12}-Mangel vor?
  - Brennende, rote Zunge?
  - Gangunsicherheit?
- Leidet Pat. an einer koronaren Herzkrankheit?
- Leidet Pat. an Arteriosklerose?
- Sind chronische Blutungen im Magen-Darmtrakt bekannt? Teerstuhl? Hämatemesis?
- Zustand nach Operation?
- Ist ein Tumor bekannt?
- Ist eine chronische Niereninsuffizienz bekannt?
- Ist eine chronische Entzündung bekannt?
- Ist eine Knochenmarkserkrankung bekannt?
- Ist eine Autoimmunerkrankung bekannt?
- Allergie (Arzneimittelnebenwirkungen)?
- Bei Frauen: starke Menstruationsblutungen?
- Sonstige?

Probleme

- Blässe?
- Kopfschmerz?
- Übelkeit?
- Schlaflosigkeit?
- Hohlnägel?
- Haarausfall?
- Trockene, rissige Haut?
- Pulsfrequenz?
- Blutdruck?
- Schwindel?
- Ohnmachtsanfälle?
- Tachypnoe?
- Helle Schleim- und Bindehäute?
- Frösteln?
- Schwäche?
- Atemnot bei Belastung?
- Konzentrationsstörungen?
- Sehstörungen?
- Ohrgeräusche?
- Sonstige?

Ressourcen

- Pat. verträgt Medikamente
- Pat. ist orientiert
- Pat. verfügt über intaktes soziales Umfeld
- Guter AZ/EZ
- Sonstige

Ziele festlegen

- Pat. fühlt sich wohl
- Pat. ist informiert und weiß, dass die Therapie langwierig ist
- Pat. ist über geeignete Ernährung informiert und ernährt sich entsprechend
- Pat. kann am gesellschaftlichen Leben teilnehmen
- Pat. ist über Symptome wie Teerstuhl und Bluterbrechen informiert und weiß zu reagieren

Maßnahmen planen

- Belastungen meiden
- Pat. informieren, sich langsam aufzusetzen
- Pat. ggf. bei alltäglichen Verrichtungen unterstützen
- Hautpflege
- Pflege entsprechend der Grunderkrankung
- Bei Bettlägerigkeit alle Prophylaxen
- Medikamente nach Anordnung
- Gespräche über:
  - Ernährung, zu Verzehr von Fleisch und Eiern raten
  - Dauer der Therapie
  - Stuhlverfärbung und Nebenwirkungen

Ergebnisse prüfen

- Wohlbefinden
- Vitalzeichen
- Haut
- Blutwerte
- Belastbarkeit
- Krankheitsverständnis, Compliance

Angina pectoris

☞ Koronare Herzkrankheit (KHK)

Informationen sammeln

- Seit wann bestehen Symptome?
- Ist die Ursache bekannt?
- Nimmt Pat. Medikamente ein?

Ursachen

- Liegen körperliche Krankheiten vor, z.B. Tumor, Schmerzen, Angina pectoris?
- Fühlt Pat. sein Selbstbild bedroht?
- Fühlt Pat. sich religiös bedroht?
- Fühlt Pat. seinen Gesundheitszustand bedroht?
- Fühlt Pat. seinen sozioökonomischen Status bedroht?
- Droht Armut?
- Sind Konflikte bekannt?
- Sind Phobien bekannt?
- Erfolgt Angstübertragung durch eine andere Person?
- Sonstige?

Probleme

- Nervosität?
- Unfähigkeit sich zu entspannen?
- Erhöhter Muskeltonus?
- Tremor?
- Mimik?
- Verstummen?
- Unkontrollierte Bewegungen mit Händen, Armen, Füßen?
- Auf- und Abgehen?
- Planlose Aktivität?
- Redet Pat. viel?
- Mangelnde Konzentrationsfähigkeit?
- Gestörte Wahrnehmung?
- Fixierte Wahrnehmung?
- Schlafstörungen?
- Essstörungen?
- Pulsfrequenz?
- Blutdruck?
- Atemfrequenz?
- Atemnot?
- Herzrhythmusstörungen?
- Erweiterte Pupillen?
- Schweißausbrüche?
- Blässe?
- Schwindel?
- Kopfschmerzen?
- Bauchschmerzen?
- Diarrhö?
- Harndrang?
- Übelkeit?
- Gefühl der:
  - Hilflosigkeit?
  - Machtlosigkeit?
  - Wehrlosigkeit?
  - Unzulänglichkeit?
- Gesteigerte Wachsamkeit?
- Bebende Stimme?
- Veränderte Tonlage?
- Aggressives/autoaggressives Verhalten?
- Suizidgefahr?
- Sonstige?

Ressourcen

- Pat. kann über seine Angst reden
- Pat. hat Bezugspersonen, um sich auszutauschen
- Pat. kennt Bewältigungsstrategien und wendet diese an
- Sonstige

Ziele festlegen

- Pat. kennt die Angstursachen
- Pat. lernt und beherrscht Bewältigungsstrategien
- Pat. teilt sich im Gespräch mit, kann über seine Angst sprechen
- Vitalzeichen sind normal
- Pat. verhält sich der Situation entsprechend
- Pat. stimmt der Therapie zu

Maßnahmen planen

- Versuchen, die Angstursache zu ermitteln und wenn möglich zu beseitigen
- Angst einstufen als leicht, mäßig, schwer, Panik
- Feste Bezugsperson
- Aufregung vermeiden
- Pat. immer informieren
- Pat. Angst aussprechen lassen
- Pat. mit angenehmen Dingen beschäftigen
- Möglichkeiten zu nonverbalem Ausdruck schaffen
- Positive Gefühle stärken
- Viele kleine Mahlzeiten anbieten
- Entspannungstechniken empfehlen
- Zu therapeutischen Unterstützungsangeboten und Gesprächskreisen raten
- Wichtige Bezugspersonen ermitteln und benachrichtigen
- Medikamente nach Anordnung
- Wenn nötig Schmerzlinderung
- Ggf. Psychotherapie
- Kontakt zu Selbsthilfegruppen anbieten

Ergebnisse prüfen

- Verhalten
- Wohlbefinden
- Vitalzeichen
- Schlaf
- Bewegungen
- Bewusstsein
- Orientierung
- Krankheitsverständnis, Compliance

Anorexia nervosa

Informationen sammeln

- Seit wann anorektisch?
- Mahlzeiten:
  - Was?
  - Wie viel?
  - Wie oft?
- Leistungsorientierung?
- Selbstansprüche?
- Selbstwertgefühl?

Ursachen

Gestörte Wahrnehmung des Körperschemas mit Gewichtabnahme durch:

- Mangelndes Essen
- Herbeiführen von Erbrechen nach Nahrungsaufnahme
- Einsatz von Appetitzüglern
- Selbstmedikation mit Abführ- und Entwässerungsmitteln
- Extreme sportliche Betätigung

Probleme

- Alter?
- Gewicht?
- Größe?
- BMI?
- Puls?
- Blutdruck?
- Dehydratation?
- Obstipation?
- Amenorrhoe?
- Unfruchtbarkeit?
- Anämie?
- Blutzucker?
- Anzeichen von Erschöpfung?
- Depression?
- Suizidalität?
- Übelkeit?
- Magenkrämpfe?
- Sonstige?

Ressourcen

- Pat. kann Hilfe annehmen
- Guter AZ
- Ernährung möglich
- Sonstige

Ziele festlegen

- Pat. akzeptiert Therapie
- Pat. akzeptiert eigenen Körper
- Pat. hat ein der Realität entsprechendes Körperbild
- Gewichtsnormalisierung
- Pat. fühlt sich wohl

Maßnahmen planen

- Zielgewicht festlegen
- Notwendige Gewichtszunahme in Zeitabschnitten festlegen
- Nahrungsmenge festlegen und dokumentieren
- Häufige Mahlzeiten in kleinen Portionen
- Lieblingsspeisen herausfinden und anbieten
- Gespräche
- Empfehlen von Psychotherapie
- Überprüfen, dass das Essen nicht versteckt wird
- Versuche, nach dem Essen zu erbrechen, verhindern
- Ggf. Ernährung über Magensonde nach ärztlicher Anordnung
- Kontakt zu Selbsthilfegruppen anbieten

Ergebnisse prüfen

- Gewicht
- Vitalzeichen
- Wohlbefinden
- Krankheitsverständnis, Compliance

Antikoagulantien (Einnahme)

Informationen sammeln

- Seit wann besteht die Antikoagulantientherapie?
- Werden regelmäßige Kontrollen eingehalten?

Ursachen für Antikoagulantientherapie

- Thromboseprophylaxe?
- Grunderkrankungen?
  - Vorhofflimmern (VHF)?
  - Künstliche Herzklappe?
  - Z.n. Embolie, Infarkt, Schlaganfall?
- Sonstige?

Probleme

- Hämatome?
- Nasenbluten?
- Hämaturie?
- Blut im Stuhlgang?
- Zahnfleischbluten?
- Fieber?
- Bewusstseinsstörung?

Ressourcen

- Compliance hoch
- Pat. orientiert, kann Medikamente selbstständig einnehmen
- Pat. versteht, warum er das Medikament erhält
- Pat. kann Blutgerinnung selbstständig testen
- Pat. kann auf seine Ernährung achten
- Sonstige

Ziele festlegen

- Blutungen sind vermieden bzw. frühzeitig erkannt
- Pat. weiß bei auftretenden Blutungen, wie er reagieren soll
- Pat. ist über Grunderkrankung und Medikament informiert, kennt Empfehlungen zur Lebensführung, z. B. Ernährung
- Pat. bekommt keine Thrombose/Embolie, Infarkt, Schlaganfall
- Pat. hat einen Blutspiegel im therapeutischen Bereich

Maßnahmen planen

- Achten auf Blutungszeichen:
  - Hämatome
  - Zahnfleischbluten
  - Nasenbluten
  - Blut im Stuhl
  - Blut im Urin
- Weiche Zahnbürste benutzen
- Essen: eher weiche Kost
- Regelmäßig Quicktest/INR (bei Cumarinen)
- Bei Blut im Urin ☞ Hämaturie
- Pat. über richtige Lebensweise unter Therapie informieren:
  - Cumarine immer zur selben Stunde am Tag einnehmen
  - vergessene Dosis nie nachholen
  - kein Verletzungsrisiko eingehen
  - Mitführen des Medikamentenausweises
  - keine Fernreisen in Länder mit ungenügender medizinischer Versorgung
  - Zahnarzt informieren
  - jeden behandelnden Arzt informieren
  - Verzicht auf verletzungsreiche Sportarten
  - Trocken- statt Nassrasur
  - vitamin-K-haltige Nahrungsmittel, z.B. grünes Gemüse, Salat, Kohl, nur in Normalportionen
  - keine Medikamente einnehmen, ohne den Arzt zu fragen
  - regelmäßige Kontrollen
  - bei Frauen im gebärfähigen Alter: absolut zuverlässige Empfängnisverhütung

> - Keine i.m. Injektionen
> - Kein Aspirin bei Schmerzen

Ergebnisse prüfen

- Blutkontrolle
- Haut/Schleimhaut
- Urin
- Stuhl
- Krankheitsverständnis, Compliance

Anurie

Informationen sammeln

- Seit wann bestehen Symptome?

Ursachen
- Sind Nierensteine bekannt?
- Ist eine Nierenentzündung bekannt?
- Liegen Harnwegsinfekte vor?
- Ist eine Harnröhrenverengung bekannt?
- Werden Medikamente, die Einfluss auf die Nierentätigkeit haben, eingenommen?
- Besteht eine Schwangerschaft?
- Ist eine Prostatavergrößerung bekannt?
- Bei liegendem Dauerkatheter: Ist er durchgängig?
- Sonstige?

Probleme
- Urinmenge über 24 Std.?
- Stündliche Urinmenge?
- Farbe?
- Spez. Gewicht?
- Trinkmenge?
- Blutdruck?
- Pulsfrequenz?
- Temperatur?
- Füllungszustand der Halsvenen?
- Herzrhythmusstörungen?
- Atemnot?
- Azidose?
- Mundgeruch?
- Übelkeit?
- Erbrechen?
- Schmerzen?
- Ödeme?
- Dehydratation?
- Hautturgor?
- Schockzeichen?
- Bewusstseinsstörungen?
- Konzentrationsvermögen?
- Sonstige?

Ressourcen
- Pat. ist mobil, selbstständig
- Nieren sind intakt
- Guter AZ/EZ
- Sonstige

Ziele festlegen

- Ausscheidung ist wiederhergestellt
- Flüssigkeitshaushalt ist reguliert
- Nierenversagen wird vermieden

Maßnahmen planen

- Pflege entsprechend der Grunderkrankung
- Bei Bettlägerigkeit alle Prophylaxen durchführen
- Menge und Farbe des Urins beobachten
- Spezifisches Gewicht messen
- Ständige Kontrolle der Vitalfunktionen
- Mundpflege
- Flüssigkeit anbieten bei Durchfall, Dehydratation
- Flüssigkeitsreduktion und Diät nach Anordnung
- Ggf. Katheterisierung vorbereiten
- Medikamente nach Anordnung

Ergebnisse prüfen

- Flüssigkeitsbilanz
- Urin
- Vitalzeichen
- Hautturgor
- Krankheitsverständnis, Compliance

Aphasie

☞ Sprachstörungen

Appetitlosigkeit

Informationen sammeln

- Wie lange dauert die Appetitlosigkeit bereits an?
- Wie viel isst der Pat. zu einer Mahlzeit?
- Was isst oder trinkt der Pat. ungern, gar nicht?

Ursachen
- Stress?
- Depression?
- Psychische Erkrankung?
- Infektion?
- Chemotherapie?
- Ist ein Tumor bekannt?
- Zustand nach Operation?
- Sonstige?

Probleme
- Gewicht?
- Größe?
- Blutdruck?
- Puls?
- Anzeichen von Erschöpfung?
- Gefühl der Lustlosigkeit?
- Sorgen?
- Übelkeit?
- Aufstoßen?
- Blähungen?
- Völlegefühl?
- Schluckstörungen?
- Schmerzen?
- Ödeme?

Ressourcen
- Lieblingsspeisen, Lieblingsgetränke des Pat. sind bekannt
- Angehörige können diese besorgen
- Guter AZ/EZ
- Pat. ist orientiert
- Sonstige

Ziele festlegen

- Pat. zeigt Interesse am Essen/isst regelmäßig
- Der Ernährungszustand des Pat. ist gut
- Depression ist gemindert
- Pat. hat Schmerzen von nicht mehr als 3/10 analog der Numerischen Rangskala

Maßnahmen planen

- Ruhige Atmosphäre schaffen, ohne Störungen durch pflegerische oder ärztliche Maßnahmen während des Essens
- Wunschkost bestellen
- Zimmer vor dem Essen lüften
- Auf appetitliche Zubereitung achten
- Darauf achten, dass das Essen warm ist
- Pat. angemessen sitzen lassen (evtl. Hilfestellung)
- Pat. Zeit zum Essen lassen
- Ggf. mit Verwandten sprechen, dass diese Lieblingskost mitbringen
- Medikamentengabe nach ärztlicher Anordnung
- Ggf. Ernährung über Magensonde nach ärztlicher Anordnung
- Ggf. Psychotherapie
- Kontakt zur Ernährungsberatung herstellen

Ergebnisse prüfen

- Ernährungsprotokoll
- Gewicht
- Wohlbefinden
- Vitalzeichen
- Krankheitsverständnis, Compliance

Aspirationsprophylaxe

Informationen sammeln

Ursachen für Aspirationsgefahr
- Bewusstseinslage?
- Zustand nach Narkose?
- Übelkeit?
- Erhöhter Magendruck?
- Schluckbeschwerden?
- Unfähigkeit zu schlucken?
- Verminderter Hustenreflex?
- Muss Pat. flach liegen?
- Ernährung per Magensonde oder PEG-Sonde?
- Folgen eines Schlaganfalls?
- Multiple Sklerose?
- Morbus Parkinson?
- Kieferverdrahtung?
- Sonstige?

Probleme
- Husten und Würgen beim Schlucken?
- Keine Kehlkopfbewegung sichtbar/ spürbar?
- Nahrungsreste im Mund?
- Verletzungen der Wangentasche?
- Heisere Sprache nach dem Essen?
- Gurgelnde Geräusche beim Schlucken?
- Speichelansammlung im Mund?
- Speichelfluss aus dem Mund?
- Rezidivierende Pneumonien?
- Gewichtsverlust?
- Dehydratation?

Ressourcen
- Pat. kann schlucken
- Pat. hat Schutzreflexe
- Pat. ist orientiert
- Pat. kennt und befolgt Maßnahmen zur Vermeidung einer Aspiration
- Guter AZ/EZ
- Sonstige

Ziele festlegen

- Pat. aspiriert nicht
- Pat. kann beschwerdefrei schlucken
- Pat. hat funktionierende Schutzreflexe wie Husten und Würgen
- Pat. kann ungehindert atmen

Maßnahmen planen

- Schere in unmittelbarer Reichweite bei Kieferverdrahtung
- Hilfestellung bei Nahrungsaufnahme
- Pat. viel Zeit zum Essen und Trinken geben
- Aufrechte Sitzposition beim Essen
- Korrekten Sitz der Zahnprothese sicherstellen
- Konsistenz der Nahrung ggf. mit Logopäden absprechen
- Flüssigkeiten ggf. eindicken
- Beim Essen anwesend sein
- Pat. soll beim Essen möglichst nicht sprechen
- Langsame Nahrungsapplikation bei Gabe über Magen- bzw. PEG-Sonde
- Nahrungsapplikation bei Gabe über Magen- bzw. PEG-Sonde in sitzender Position oder mindestens 30°-Oberkörperhochlagerung
- Hilfestellung beim Erbrechen
- Evtl. stabile Seitenlage
- Mundpflege; wenn möglich nach jeder Mahlzeit Zähne putzen (lassen)
- Nahrungsreste aus dem Mundraum entfernen
- Schriftliches Informationsmaterial empfehlen
- Evtl. Kontakt zu Selbsthilfegruppen herstellen
- Weitere Therapien mit Pat./im therapeutischen Team gemeinsam planen, z. B. Ergotherapie, Krankengymnastik, Logopädie
- Kontakt zur Ernährungsberatung herstellen

Ergebnisse prüfen

- Schlucken
- Atemfrequenz
- Atemgeräusche
- Vitalzeichen
- Wohlbefinden
- Ernährungszustand/Gewicht
- Temperatur
- Krankheitsverständnis, Compliance

Asthma bronchiale

Informationen sammeln

- Seit wann ist Asthma bekannt?
- Wie lange dauert ein Anfall?
- Wie oft tritt ein Anfall auf?
- Wann zuletzt?
- Wie läuft ein Anfall erfahrungsgemäß ab?

Ursachen

- Sind Allergien bekannt?
- Kälteexposition?
- Infektionen, z.B. der Atemwege
- Asthma in der Familie?
- Unerwünschte Wirkungen von Medikamenten?
- Einwirkung giftiger Stoffe?
- Reflux?
- Sonstige?

Probleme

- Angst?
- Puls?
- Ausatmung verlängert?
- Pfeifender Atem?
- Hustenreiz?
- Zyanose?
- Atemfrequenz?
  - Erhöht?
  - Verlangsamt?
  - Unregelmäßig?
- Unruhe?
- Dyspnoe?
- Sprachschwierigkeiten?
- Glasiges Sekret?
- Sonstige?

Ressourcen

- Pat. kennt Krankheit und deren Ursache
- Pat. ist medikamentös gut eingestellt
- Pat. kann Medikamente selbstständig einnehmen
- Pat. kann sich während eines Anfalls helfen
- Pat. führt ein Protokoll oder Patiententagebuch
- Guter AZ/EZ
- Sonstige

Ziele festlegen

- Pat. atmet ruhig und beschwerdefrei
- Pat. kann Sekret abhusten
- Pat. weiß, wie ein Anfall vermieden werden kann
- Pat. kann sich bei einem Anfall angemessen verhalten

Maßnahmen planen

- Ggf. Patientenschulung zum Thema Asthma
- Allergene ausschließen
- Kalte Luft ausschließen
- Körperliche Anstrengung ausschließen
- Stress ausschließen
- Vitalzeichenkontrolle
- Sauerstoffgabe nach Anordnung
- Medikamente nach Anordnung
- Nach Gabe von Dosieraerosol oder Inhalation Zähne putzen lassen oder Mundpflege durchführen
- Ggf. Raucherentwöhnung
- Ggf. Ernährungsberatung
- Kontakt zu Selbsthilfegruppen herstellen
- Ggf. Psychotherapie

- Kein Aspirin geben

Ergebnisse prüfen

- Anfälle
- Vitalzeichen
- Hautfarbe
- Trinkmenge
- Infektionen
- Allergien
- Krankheitsverständnis, Compliance

Atemnot

☞ Dyspnoe

Bauchschmerzen

Informationen sammeln

- Seit wann bestehen Schmerzen?
- Wann treten diese auf?
- Nimmt Pat. Medikamente ein?

Ursachen

- Nahrungsaufnahme?
- Vorerkrankungen bekannt?
- Zustand nach Bauchoperation?
- Sind Erkrankungen der Abdominal- oder Geschlechtsorgane bekannt?
- Sind Herzprobleme bekannt?
- Urinausscheidung?
- Trauma?
- Bei Frauen: Schwangerschaft? (Eileiter?)
- Sonstige?

Probleme

- Beschaffenheit?
- Krämpfe?
- Koliken?
- Ausstrahlung?
- Druckschmerz?
- Abhängig von Bewegung?
- Abhängig von Ruhe?
- Abhängig von Nahrungsaufnahme?
- Abwehrspannung?
- Darmgeräusche?
- Appetitlosigkeit?
- Übelkeit?
- Erbrechen?
- Regelmäßige Nahrungsaufnahme?
- Diarrhö?
- Obstipation?
- Häufigkeit des Stuhlgangs?
- Beschaffenheit des Stuhls?
  - Form?
  - Farbe?
  - Geruch?
  - Sichtbares Blut?
- Harnverhalt?
- Blutiger Urin?
- Bei Frauen: vaginale Blutung?
- Unruhe?
- Bewusstseintrübung?
- Blutdruck?
- Atmung?
- Pulsfrequenz?
- Temperatur?
- Psychische Befindlichkeit?
- Sonstige?

Ressourcen

- Pat. kann Schmerzen beschreiben
- Pat. ist orientiert
- Guter AZ/EZ
- Sonstige?

Ziele festlegen

- Pat. hat normale Magen-Darm-Funktion
- Pat. ist schmerzfrei oder hat Schmerzen von nicht mehr als 3/10 analog der Numerischen Rangskala
- Pat. hat ausgeglichenen Flüssigkeitshaushalt
- Pat. hat einen BMI von 24

Maßnahmen planen

- Bewusstsein überwachen
- Vitalzeichenkontrolle
- Bei Bettlägerigkeit alle Prophylaxen
- Bei erhaltenem Bewusstsein Pat. nach Wunsch lagern, z. B. Oberkörper erhöht
- Hilfestellung beim Erbrechen
- Ggf. beim Gang zur Toilette unterstützen
- Bei Harnverhalt für Wasserlassen sorgen, z. B. Wasserhahn am Waschbecken aufdrehen
- Medikamente nach Anordnung
- Magensonde nach Anordnung
- Schmerzmanagement durchführen
- Sauerstoff nach Anordnung
- Ggf. Nahrungskarenz
- Ggf. Flüssigkeitskarenz
- Ernährungsprotokoll anlegen
- Diät nach Anordnung
- Ggf. Wunschkost
- Viele kleine Mahlzeiten
- Kein Kaffee
- Kein Alkohol
- Bei Bewusstlosigkeit Seitenlage
- Ggf. langfristig Übergewicht reduzieren
- Intimsphäre des Pat. beachten
- Pflegemaßnahmen entsprechend der Grundkrankheit
- Ggf. Ernährungsberatung anbieten

Ergebnisse prüfen

- Wohlbefinden
- Schmerz
- Vitalzeichen
- Stuhlgang
- Ernährung
- Bauchdecke (Muskeltonus)
- Darmgeräusche
- Schonhaltung
- Krankheitsverständnis, Compliance

Beinödeme

☞ Ödeme an den Beinen

Beinvenen-thrombose

☞ Thrombose, venös an den Beinen

Bewegungseinschränkung

Informationen sammeln

- Seit wann bestehen Symptome?
- Grad der Einschränkung?
- Eingeschränkte Beweglichkeit in welchen Gelenken?

Ursachen

- Schmerzen?
- Operationswunden?
- Narben?
- Trauer und Sorgen?
- Lähmungen (Plegie, Paralyse, Parese)?
- Erkrankungen des Bewegungsapparates?
  - Arthrose?
  - Osteoporose?
  - Skoliose?
  - Kyphose?
  - Morbus Bechterew?
  - Gicht?
  - Rheuma?
- Gehirnerkrankungen?
- Folgen eines Schlaganfalls?
- Multiple Sklerose?
- Sonstige?

Probleme

- Lage im Bett?
- Sitzstabilität?
- Standstabilität?
- Körperhaltung?
- Gangbild?
- Stereotype Bewegungen?
- Schmerzen?
- Schonhaltung?
- Spastiken?
- Immobilität?
- Schwellung der Gelenke?
- Sonstige?

Ressourcen

- Pat. hat Teil-/Rest-Bewegungsmöglichkeiten
- Gelenke sind (voll) beweglich
- Normaler Muskeltonus
- Pat. ist motiviert, sich zu bewegen
- Guter AZ/EZ
- Sonstige

Ziele festlegen

- Pat. bewegt sich seinen Fähigkeiten entsprechend
- Pat. bewegt sich so entspannt wie möglich
- Pat. liegt so entspannt wie möglich im Bett
- Pat. führt alltägliche Verrichtungen so weit wie möglich selbstständig durch
- Pat. erleidet keine Komplikationen, Folgeerkrankungen
- Pat. weiß, wie er sich selbst helfen kann und was ihm gut tut

Maßnahmen planen

- Unterstützung bei Bewegungseinschränkung
- Lagerungshilfen im Bett
- Gehhilfen
- Hilfe bei der Ausführung alltäglicher Handgriffe und Bewegungen
- Bereitstellung von Hilfsgeräten
- Ggf. Expertenstandard Schmerzmanagement anwenden
- Kontakt zu Selbsthilfegruppen anbieten
- Pflegemaßnahmen entsprechend der Grundkrankheit
- Bei Bettlägerigkeit alle Prophylaxen
- Spezielle Pflegekonzepte wie Bobath-Konzept oder Kinästhetik anwenden
- Bewegungsübungen aktiv, passiv oder assistiv nach Anordnung durchführen
- Einsatz von Schienen nach Anordnung
- Weitere Therapien mit Pat./im therapeutischen Team gemeinsam planen, z. B. Ergotherapie, Krankengymnastik
- ☞ Kontrakturenprophylaxe
- Bei Kontrakturen ☞ Kontrakturen
- Bei Lähmungen ☞ Hemiplegie
- Bei Störungen des Bewusstseins ☞ Bewusstseinsstörungen
- Bei Schmerzen ☞ Schmerzen
- Bei Spastiken ☞ Spastik
- Bei Infektionen ☞ Infektion
- Bei MS ☞ Multiple Sklerose

Ergebnisse prüfen

- Gangbild
- Haltung
- Bewegungen
- Schmerzen
- Wohlbefinden
- Entzündungszeichen
- Gelenke
- Krankheitsverständnis, Compliance

Bewusstlosigkeit

☞ Bewusstseinsstörungen

Bewusstseinsstörungen

Informationen sammeln

- Seit wann liegen Bewusstseinsstörungen vor?

Ursachen

- Schlaganfall?
- Vergiftungszeichen?
- Stoffwechselentgleisung (Diabetes)?
- Hirntumor?
- Alzheimer-Krankheit?
- Durchblutungsstörungen?
- Hirnblutung?
- Abhängigkeit?
- Schock?
- Krampfanfälle?
- Muskeltonus?
- Schluckstörungen?
- Dehydratation?
- Lungeninsuffizienz?
- Narkosefolge?
- Leidet Pat. an Depressionen?
- Halluzinationen?
- Sonstige?

Probleme

- Sind diese akut oder schleichend aufgetreten?
- Benommenheit?
- Ist Pat. schläfrig?
- Ist Schwerhörigkeit ausgeschlossen?
- Öffnet Pat. die Augen?
  - Spontan?
  - Auf Ansprache?
  - Auf Schmerzreiz?
  - Gar nicht?
- Wehrt Pat. Schmerz ab?
  - Gezielt?
  - Ungezielt?
- Wahrnehmungsstörungen?
- Ist die Orientierung beeinträchtigt?
- Spricht der Pat. zusammenhanglos?
- Äußert der Pat. unverständliche Laute?
- Fehlen oder sind verändert:
  - Reaktion auf Reize?
  - Handeln?
  - Denken?
  - Reflexe?
  - Sensibilität?
  - Mobilität?
- Pulsfrequenz?
- Blutdruck?
- Temperatur?
- Sonstige?

Ressourcen

- Pat. ist für längere Zeit ansprechbar
- Pat. antwortet sinnvoll auf Fragen
- Pat. ist in der Lage zu planen und zu steuern
- Pat. ist in der Lage, sich für oder gegen etwas zu entscheiden
- Pat. ist in der Lage, Anweisungen zu befolgen
- Guter AZ/EZ
- Sonstige

Ziele festlegen

- Das Ausmaß der Bewusstseinsstörung ist bekannt
- Die Gefährdung des Pat. durch die Bewusstseinsstörungen ist erkannt

Maßnahmen planen

- ☞ Sturzprophylaxe
- Bei Bettlägerigkeit alle Prophylaxen
- Pat. auch bei Bewusstlosigkeit ansprechen
- Beachten, dass Bewusstlose hören können
- Beachten, dass Bewusstlose Schmerzen empfinden
- Intimsphäre achten, auch bei Bewusstlosen
- Reizüberflutung vermeiden, auch bei Bewusstlosen
- Gezielte Stimulation zur Hebung des Bewusstseins, z. B. Basale Stimulation®
- Vitalzeichen kontrollieren
- Medikamente nach Anordnung
- Ausreichende Ernährung sicherstellen
- Ausreichende Trinkmenge sicherstellen
- Sonden- oder parenterale Ernährung nach Anordnung

> Bei plötzlicher Bewusstlosigkeit Arzt rufen!

Ergebnisse prüfen

- Bewusstseinslage
- Vitalzeichen
- Flüssigkeitsbilanz
- Ernährungszustand
- Orientierung
- Krankheitsverständnis, Compliance

Bindehautentzündung

☞ Konjunktivitis

Blähungen

Informationen sammeln

- Seit wann?
- Wie stark?
- Ernährungsgewohnheiten?
- Ernährungszustand?

Ursachen
- Nahrungsunverträglichkeiten?
- Blähende Nahrungsmittel?
- Ist eine Lebererkrankung bekannt?
- Funktionelle Darmerkrankung (Morbus Crohn, Colitis ulcerosa)?
- Sonstige?

Probleme
- Gewicht?
- Vitaminmangel?
- Durchfall?
- Fettstuhl?
- Ödeme?
- Schmerzen?
- Schwächegefühl?
- Sonstige?

Ressourcen
- Pat. meidet selbstständig blähende Nahrungsmittel
- Pat. kann Winde kontrolliert ablassen
- Guter AZ/EZ
- Pat. kann sich bewegen, ist selbstständig
- Sonstige

Ziele festlegen

- Pat. hat möglichst wenig Blähungen
- Pat. fühlt sich wohl
- Pat. kennt die Ursachen für seine Blähungen
- Ursächliche Erkrankungen werden therapiert

Maßnahmen planen

- Keine blähenden Nahrungsmittel, z. B. Zwiebeln, Hülsenfrüchte
- Kohlensäurefreie Getränke
- Tee, z. B. Kümmel, Fenchel, Ingwer
- Diät nach Anordnung
- Lokale Wärmebehandlung
- Kolonmassage
- Medikamente nach Anordnung, z. B. Lefax®

Ergebnisse prüfen

- Wohlbefinden
- Darmgeräusche
- Schmerzen
- Krankheitsverständnis, Compliance

Blasenentleerungsstörungen

☞ Harnverhalt

Blasenkatheter

Informationen sammeln

- Warum liegt der Katheter?
- Wie lange liegt der Katheter schon?
- Was für ein Katheter liegt?
- Bettbeutel/Beinbeutel?

Ursachen

- Prostatahypertrophie?
- OP?
- Tumore?
- Restharn?
- Bewusstseinsstörung?
- Sonstige?

Probleme

- Infektionshäufigkeit?
- Schmerzen?
- Wechselintervall?
- Urin?
  - Farbe?
  - Menge?
  - Beimengungen?
- Sonstige?

Ressourcen

- Pat. ist orientiert und versteht Bedeutung des Katheters
- Katheter wird nur vorübergehend benötigt
- Guter AZ/EZ
- Sonstige

Ziele festlegen

- Pat. weiß, warum er den Katheter hat, und akzeptiert ihn
- Der mobile Pat. weiß, dass er den Beutel nicht über Blasenniveau heben darf
- Selbstständigkeit und Mobilität des Pat. sind erhalten
- Urin fließt ungehindert ab
- Veränderungen des Urins werden sofort erfasst
- Komplikationen (Infektion) werden verhindert bzw. frühzeitig erkannt
- Verletzungen sind vermieden

Maßnahmen planen

- Pat. ausreichend zu trinken anbieten (bzw. Infusion beobachten)
- Streng aseptische Bedingungen bei Manipulationen am Katheter
- Handdesinfektion
- Einmalhandschuhe beim Leeren des Beutels
- Mehrmals täglich Intimpflege
- Borkenbildung vermeiden
- Suprapubischen Katheter evtl. mit Pflaster an der Haut fixieren, um Zug in der Blase und Verletzungen zu verhindern
- Darauf achten, dass der Schlauch nicht abgeknickt oder komprimiert ist
- Verbindung zwischen Katheter und Urindrainagesystem nicht trennen
- Muss die Verbindung zwischen Katheter und Urindrainagesystem getrennt werden, Verbindungsstelle desinfizieren
- Urindrainagesystem immer unterhalb Blasenniveau halten
- Katheter nicht über einen längeren Zeitraum abklemmen
- Katheter regelmäßig auf Durchgängigkeit prüfen
- Bei suprapubischer Blasendrainage steriler Verbandswechsel nach Anordnung/hausinternem Standard
- Blasentraining

Ergebnisse prüfen

- Temperatur
- Flüssigkeitsbilanz
- Schmerzen
- Hygienische Bedingungen
- Krankheitsverständnis, Compliance

Blindheit

☞ Sehstörungen

Bronchitis

Informationen sammeln

- Seit wann hat der Pat. Bronchitis?
- Ist es die erste Bronchitis?

Ursachen

- Rauchen?
- Erkältung/Grippe?
- Aspiration?
- Allergien?
- Sonstige?

Probleme

- Husten?
- Auswurf?
  - Menge?
  - Geruch?
  - Beschaffenheit?
- Schnupfen?
- Schwächegefühl?
- Kopfschmerzen?
- Halsschmerzen?
- Gliederschmerzen?
- Bewusstseinsstörungen?
- Unruhe?
- Bläulich verfärbte Haut?
- Uhrglasnägel?
- Trommelschlägelfinger?
- Pulsfrequenz?
- Blutdruck?
- Atmung?
  - Frequenz?
  - Rhythmus?
  - Tiefe?
  - Geräusche?
  - Atemnot?
- Temperatur?
- Aspirationszeichen?
- Sonstige?

Ressourcen

- Pat. kann selbstständig abhusten
- Guter AZ/EZ
- Keine weiteren Erkrankungen bekannt
- Pat. ist medikamentös gut eingestellt
- Pat. kann sich selbstständig bewegen
- Sonstige

Ziele festlegen

- Fieber ist gesenkt
- Atmung ist ruhig und beschwerdefrei
- Pat. kennt die Infektionsrisiken
- Pat. schützt sich vor Unterkühlung
- Pat. lässt sich über Grippeimpfung informieren
- Pat. ergreift Maßnahmen zur Stärkung des Immunsystems
- Pat. meidet Allergene
- Pat. weiß, dass Schlaf- und Beruhigungsmittel das Atemzentrum hemmen können
- Pat. kennt Risiko des Rauchens

Maßnahmen planen

- Ggf. Bettruhe
- Alle Prophylaxen
- Ggf. Maßnahmen zur Fiebersenkung
- Rauchverbot
- Ausreichend zu trinken anbieten
- Sekretlösende Maßnahmen
- Gerüche und Aromen zur Anregung der Atmung anbieten
- Unterstützung beim Abhusten
- Gegen geschlossene Lippen husten lassen
- Atemtechniken einüben, z. B. Lippenbremse, Einatmen über die Nase
- Bauchatmung empfehlen
- Atemerleichternde Haltung, z. B. Kutschersitz
- Rücken gerade halten lassen, Oberkörper und Taille beweglich
- Oberkörperhochlagerung
- Hilfe bei Dyspnoe
- Für viel frische Luft sorgen
- Für Wärme sorgen
- Keine einengende Kleidung
- Keine blähenden Speisen
- Stress vermeiden
- Einreibungen nach Anordnung
- Bei Sauerstoffgabe Atmung beobachten
- Medikamente nach Anordnung
- Hygieneregeln beim Umgang mit Sputum beachten:
  - Kontamination vermeiden
  - Einmalhandschuhe
  - Müllbeutel für Papiertücher direkt am Bett
- Informations- und Beratungsgespräche
- Vibrationsbehandlung nach Anordnung
- Zu Bewegung und Aktivität im Rahmen der Möglichkeiten anregen
- Krankengymnastik nach Anordnung
- Ggf. Gewichtsreduktion
- Schlucktraining bei Aspirationsgefahr
- Ggf. Nahrung und Getränke eindicken nach Anordnung

> Bei Patienten mit Lungenemphysem kein Ausatmen gegen Widerstand üben. Keine Vibrationsbehandlung bei Patienten mit Schädel-Hirn-Trauma, Herzinfarkt, Lungenembolie, Phlebothrombose, erhöhter Blutungsneigung, Osteoporose, Frakturen und Tumoren besonders im Bereich von Thorax, Abdomen und Wirbelsäule

Ergebnisse prüfen

- Atmung
- Bewusstseinszustand
- Vitalzeichen
- Husten
- Sputum
- Hautfarbe
- Gewicht
- Nikotinkarenz
- Krankheitsverständnis, Compliance

COPD

= **c**hronic **o**bstructive **p**ulmonary **d**isease; auch COLE = **c**hronisch **o**bstruktive **L**ungen**e**rkrankung

Informationen sammeln

- Seit wann ist COPD bekannt?
- War der Pat. schon einmal wegen COPD in Behandlung?

Ursachen

- Rauchen?
- Umweltbelastungen?
- Berufsbedingte Belastungen?
- Infektionen?
- Sonstige?

Probleme

- Husten?
- Auswurf?
  - Farbe?
  - Menge?
  - Beschaffenheit?
- Belastungsdyspnoe?
- Infekt in den Atemwegen?
- Atmung?
  - Frequenz?
  - Rhythmus?
  - Tiefe?
  - Geräusche?
  - Atemnot?
- Schwächegefühl?
- Unruhe?
- Depression?
- Bewusstseinslage?
- Temperatur?
- Puls?
- Blutdruck?
- Gewicht?
- Sonstige?

Ressourcen

- Pat. kann selbstständig abhusten
- Pat. ist bereit, das Rauchen aufzugeben
- Guter AZ/EZ
- Pat. ist medikamentös gut eingestellt
- Sonstige

Ziele festlegen

- Pat. kennt die Zusammenhänge zwischen gewohnheitsmäßigem Rauchen, Belastung der Atemwege und den Folgen für Lunge, Herz und Kreislauf
- Pat. atmet mühelos

Maßnahmen planen

- Nikotinkarenz
- Frische Luft
- Luft befeuchten
- Hustentechniken erklären
- Inhalation nach Anordnung
- Zur Sekretverflüssigung viel zu trinken anbieten
- Keine einengende Kleidung
- Keine blähenden Speisen
- Medikamente nach Anordnung
- Atemübungen:
  - Techniken zum Ausatmen einüben lassen (Lippenbremse)
  - Einatemtechnik (durch die Nase)
- Atemgymnastik, z. B. SMI-Trainer, RC-Cornet
- Brustwickel
- Vibrationsbehandlung nach Anordnung

> Bei Patienten mit Lungenemphysem kein Ausatmen gegen Widerstand üben. Keine Vibrationsbehandlung bei Patienten mit Schädel-Hirn-Trauma, Herzinfarkt, Lungenembolie, Phlebothrombose, erhöhter Blutungsneigung, Osteoporose, Frakturen und Tumoren besonders im Bereich von Thorax, Abdomen und Wirbelsäule

- Bei Dyspnoe Ruhe vermitteln
- Atemerleichternde Position bei Dyspnoe
- Sauerstoffgabe nach ärztl. Anordnung

> Bei Sauerstoffgabe kann Atemlähmung eintreten! Arzt rufen

- Entspannungstechniken einüben lassen
- Zu richtiger Körperhaltung anregen → Oberkörper gerade und frei beweglich
- Gymnastische Übungen zur Thoraxbeweglichkeit
- Zu ausreichend Bewegung und Sport anregen
- Gespräche zu Rauchgewohnheiten und gesunder Lebensführung
- Selbsthilfegruppen empfehlen
- Normalisierung des Gewichts
- Ggf. Asthmaschulung anbieten
- Kontakt zur Ernährungsberatung herstellen
- Ggf. über Sozialdienst Umschulung anbieten

Ergebnisse prüfen

- Atmung
- Husten
- Sputum
- Nikotinkarenz
- Vitalzeichen
- Bewusstseinslage
- Krankheitsverständnis, Compliance

Informationen sammeln

- Seit wann sind die Symptome bekannt?

Ursachen

- Verminderte Flüssigkeitsaufnahme?
  - Mangelndes Durstgefühl?
  - Harninkontinenz und Vermeiden des Harnabgangs?
  - Schmerzen?
  - Schluckstörungen?
  - Atemnot?
  - Unkenntnis über Flüssigkeitsbedarf?
  - Getränke nicht erreichbar?
  - Bei Infusion oder PEG-Sonde zu geringe Infusionsmenge?
  - Vergesslichkeit?
- Flüssigkeitsverlust?
  - Diarrhö?
  - Erbrechen?
  - Starke Blutungen?
  - Starkes Schwitzen?
  - Zu heiße, trockene Umgebung?
  - Hohes Fieber?
  - Großflächige Verbrennungen?
  - Sonden?
  - Katheter?
  - Diabetes?
  - Medikamente (Diuretika)?
- Sonstige?

Probleme

- Hautturgor?
- Puls?
- Blutdruck?
- Urinauscheidung?
  - Menge?
  - Konzentration?
- Trockene Schleimhäute?
- Rissige Lippen?
- Raue, borkige Zunge?
- Schleimhautläsionen?
- Sprechstörungen?
- Tief liegende Augen?
- Schwäche?
- Bewusstseinslage?
- Orientierung?
- Schwindel?
- Gleichgewichtsstörungen?
- Krämpfe?
- Veränderung der Bewusstseinslage?
- Gewicht?
- Plötzlicher Gewichtsverlust?
- Verminderte Venenfüllung?
- Alter?
- Sonstige?

Ressourcen

- Pat. kann Wichtigkeit einer ausreichenden Flüssigkeitszufuhr nachvollziehen
- Pat. kann selbstständig trinken
- Guter AZ/EZ
- Pat. ist voll orientiert
- Es liegen keine Begleiterkrankungen vor
- Sonstige

Ziele festlegen

- Pat. trinkt genug/bekommt genug Flüssigkeit zugeführt
- Komplikationen und Folgeschäden verhindern
- Pat. kennt, wenn nötig, die Folgen eines Flüssigkeitsdefizits
- Pat. fühlt sich wohl

Maßnahmen planen

- Wunschgetränke anbieten, vorzugsweise Wasser und Tee; begrenzt Kaffee, Schwarztee, Alkohol, Limonaden
- Bei hypotoner Dehydratation Brühe oder salzhaltige Getränke
- Getränke in Reichweite stellen
- Immer eine, aber nie zu viele Flaschen auf dem Nachttisch bereitstellen
- Über Hilfsmittel zum Trinken informieren/anbieten, z. B. Strohhalm, nicht mit Schnabeltasse
- Zum Gebrauch der Hilfsmittel anleiten
- Hilfsmittel in Reichweite bereitlegen
- Bewegungseingeschränkten Patienten:
  - Regelmäßig zu trinken anbieten
  - Beim Trinken unterstützen
  - Zeit lassen
- Pat. über die Bedeutung von Wasser für Stoffwechsel, Blutkreislauf, Niere und ableitende Harnwege informieren
- Blutuntersuchung vorbereiten
- Urinuntersuchung vorbereiten
- Ggf. Mundpflege
- Ggf. Inhalation und Luftbefeuchtung
- Ggf. Infusion s.c. oder i.v. vorbereiten
- Ggf. Sondenernährung
- Nahrung und Getränke ggf. eindicken nach Anordnung
- Logopädische Mitbehandlung
- Schlucktraining bei Schluckstörungen

> (Unerkannte) Herzinsuffizienz kann bei vermehrter Flüssigkeitsgabe dekompensieren!

Ergebnisse prüfen

- Flüssigkeitsbilanzierung
- Vitalzeichen
- Hautturgor
- Schleimhautinspektion
- Bewusstseinslage
- Krankheitsverständnis, Compliance

Informationen sammeln

Ursachen für Gefahr einer Dehydratation
- Diabetes?
- Fieber?
- Großflächige Verbrennungen?
- Diarrhö?
- Erbrechen?
- Starke Blutungen?
- Harninkontinenz und Vermeiden des Harnabgangs?
- Schmerzen?
- Schluckstörungen?
- Schleimhautläsionen?
- Bewegungseinschränkung?
- Hohes Alter?
- Verwirrtheit?
- Mangelndes Durstgefühl?
- Medikamente (Diuretika)?
- Wissensdefizit hinsichtlich des Flüssigkeitsbedarfs?
- Große Hitze?
- Extremes Alter?
- Extremes Gewicht?
- Sonstige?

Ressourcen
- Pat. kann Wichtigkeit einer ausreichenden Flüssigkeitszufuhr nachvollziehen
- Pat. kann selbstständig trinken
- Pat. ist orientiert
- Pat. hat Durstgefühl
- Guter AZ/EZ
- Sonstige

Ziele festlegen

- Ausgeglichene Flüssigkeitsbilanz
- Pat. weiß um die Notwendigkeit einer ausreichenden Flüssigkeitszufuhr und setzt dies um
- Pat. weiß, welche Flüssigkeiten zugeführt werden können und welche Flüssigkeit in die Einfuhr eingerechnet werden darf

Maßnahmen planen

- Einfuhr- und Ausfuhrkontrolle
- Wunschgetränke anbieten, vorzugsweise Wasser und Tee; begrenzt Kaffee, Schwarztee, Alkohol, Limonaden
- Getränke in Reichweite stellen
- Immer eine, aber nie zu viele Flaschen auf dem Nachttisch bereitstellen
- Gemeinsam mit Patienten trinken
- Große Trinkgefäße verwenden
- Über Hilfsmittel zum Trinken informieren, z. B. Strohhalm, Schnabeltasse eher nicht
- Zum Gebrauch der Hilfsmittel anleiten
- Hilfsmittel in Reichweite bereitlegen
- Zum Trinken animieren
- Gefäße nicht bis zum Rand füllen
- Bewegungseingeschränkten Patienten:
  - Regelmäßig zu trinken anbieten
  - Beim Trinken unterstützen
  - Zeit lassen
- Pat. über die Bedeutung von Wasser für Stoffwechsel, Blutkreislauf, Niere und ableitende Harnwege informieren
- Ggf.. Mundpflege
- Ggf. Inhalation und Luftbefeuchtung
- Ggf. Infusion s.c. oder i.v. vorbereiten
- Ggf. Sondenernährung
- Nahrung und Getränke ggf. eindicken nach Anordnung
- Logopädische Mitbehandlung
- Schlucktraining bei Schluckstörungen

> (Unerkannte) Herzinsuffizienz kann bei vermehrter Flüssigkeitsgabe dekompensieren!

Ergebnisse prüfen

- Flüssigkeitsbilanzierung
- Vitalzeichen
- Hautturgor
- Schleimhaut
- Bewusstseinslage
- Krankheitsverständnis, Compliance

Informationen sammeln

- Seit wann hat Pat. Dekubitus?
- An welcher Körperstelle befindet sich der Dekubitus?

Ursachen

- Druckbelastung über eine bestimmte Zeit?
- Mangelnde Eigenbewegung?
- Feuchtigkeit der Haut?
- Gewichtsverlust?
- Mangelernährung?

Probleme

- Stadieneinteilung der Tiefenausdehnung?
- Durchmesser?
- Beschaffenheit?
  - Rötung?
  - Fissuren?
  - Pusteln?
  - Blasen?
  - Nekrosen?
  - Ausmaß der Nekrose?
  - Sekretion?
  - Eiter?
  - Wundränder?
- Taschenbildung?
- Osteomyelitis?
- Fieber?
- Schmerzen?
- Bewusstseinslage?
- Orientierung?
- Bewegungseinschränkung?
- Sonstige?

Ressourcen

- Pat. kann sich selbstständig im Bett drehen/sich selbstständig bewegen
- Pat. kann Dekubitus vollständig druckentlasten
- Pat. kann Nahrung mit ausreichender Kalorienzahl zu sich nehmen
- Pat. kann ausreichend Flüssigkeit zu sich nehmen
- Pat. hat keine Schmerzen
- Guter AZ/EZ
- Sonstige

Ziele festlegen

- Wundheilung ist abgeschlossen
- Nekrosen sind verhindert
- Entzündungen sind verhindert
- Sepsis ist verhindert
- Pat. weiß, dass die Wundheilung Monate dauern kann
- Dekubitus ist ständig frei von Druck
- Die Haut ist gut durchblutet

Maßnahmen planen

- Konsequente Druckentlastung der Wunde
- Beurteilung und Beschreibung des Wundstadiums
- Genaue Beobachtung von Veränderungen (Fotodokumentation)
- Auf verbale und nonverbale Schmerzäußerungen achten
- Je nach Befinden Pat. zu Bewegung anregen
- Eiweißreiche Kost
- Ggf. Zink, Selen und Vitamine nach Anordnung
- Medikamente nach Anordnung
- Wundversorgung nach Anordnung und Standard, z. B.:
  - Ringerlösung zur Reinigung
  - ggf. Fliegenlarven
  - ggf. Wundauflagen
  - keine Salben und Cremes
- Lagewechsel nach Bewegungsplan
- Weichlagerung oder Superweichlagerung → abwägen gegen die Erschwerung von patienteneigenen Bewegungen
- Ggf. Spezialbett
- Ggf. Wechseldruckmatratze
- Bei Bettlägerigkeit alle Prophylaxen
- Pflegemaßnahmen entsprechend der Grunderkrankung
- Krümel und Falten im Bett vermeiden

Ergebnisse prüfen

- Wunddokumentation mit Fotos
- Vitalzeichen
- Gewicht
- Wohlbefinden
- Krankheitsverständnis, Compliance

Informationen sammeln

Ursachen für Dekubitusgefahr
- Bettlägerigkeit?
- Alter?
- Kachexie?
- Übergewicht?
- Schwitzen?
- Fieber?
- Schlaffe Muskulatur?
- Bewegungseinschränkung?
- Immobilität/Lähmungen?
- Multiple Sklerose?
- Diabetes?
- Periphere arterielle Verschlusskrankheit (pAVK)?
- Harte Unterlage?
- Schmerzempfinden eingeschränkt?
- Bewusstseinseinschränkung?
- Dehydratation?
- Glukokortikoidtherapie?
- Beta-Blocker?
- Eiweißdefizit?
- Vitamindefizit?
- Rauchen?
- Sonstige?

Probleme
- Haut?
  - Farbe?
  - Zustand (Bläschen, Läsionen)?
  - Veränderungen?
  - Feuchtigkeit?
- Blutdruck?
- Puls?
- Orientierung?
- Sonstige?

Ressourcen
- Pat. kann sich im Bett selbstständig bewegen
- Haut intakt
- Pat. ist kontinent
- Guter AZ/EZ
- Pat. kann Nahrung mit ausreichender Kalorienzahl und Eiweiß zu sich nehmen
- Pat. nimmt ausreichend Flüssigkeit zu sich
- Sonstige

Ziele festlegen

- Pat. hat keinen Dekubitus
- Pat., Angehörige und alle Mitarbeiter sind über das Dekubitusrisiko informiert und wenden prophylaktische Maßnahmen an
- Die Haut ist gut durchblutet
- Pat. hat einen BMI von 24
- Pat. trinkt ca. 2000 ml pro Tag

Maßnahmen planen

- Einschätzung des Dekubitusrisikos anhand spezieller Skalen, z. B. Braden-Skala oder nach Norton-Skala, bei Pflegebeginn und bei Veränderungen des Risikos
- Sofortige konsequente Druckreduktion, zeitweise Druckentlastung
- ☞ Dehydratationsprophylaxe
- Pat. zu Bewegungen ermuntern und anregen
- Lagewechsel nach individuellem Bewegungsplan
- Weichlagerung oder Superweichlagerung → abwägen gegen die Erschwerung von patienteneigenen Bewegungen
- Ggf. Spezialbett
- Ggf. Wechseldruckmatratze
- Auswahl der Lagerungshilfsmittel nach:
  - Zielen
  - Möglichkeiten der Eigenbewegung des Pat.
  - gefährdeten Körperstellen
  - Gewicht des Pat.
- Krümel und Falten im Bett vermeiden
- Bei Bettlägerigkeit alle Prophylaxen
- Pflegemaßnahmen entsprechend der Grunderkrankung
- Darauf achten, dass Ernährung, Atmung, Ausscheidung und Kommunikation durch die Lagerung nicht behindert werden
- Schulung des Pat. und der Angehörigen
- Alle Mitarbeiter (auch in den Funktions- und Untersuchungsabteilungen) über die Notwendigkeit häufiger Lagewechsel informieren
- Alle Bewegungen reibungs- und scherkräftearm ausführen
- Feuchtigkeit von der Haut fernhalten
- Zu trockene Haut rückfetten
- Regelmäßige Hautinspektion:
  - Veränderungen
  - Fingertest: kurzes Eindrücken des Fingers auf gerötete Körperstelle → bleibt Haut rot, anstatt weiß zu werden, liegt eine Hautschädigung vor
- Ausgewogene Ernährung

> Die Zeit bis zum Entstehen eines Dekubitus kann unter zwei Stunden liegen.
> Nicht mehr eingesetzt werden: Wasserkissen, Gelenkschoner, Watteverbände, Gummiringe, Felle, Vaseline, Zinkpaste, Melkfett, ätherische Öle, Massagen, Desinfektionsmittel, Franzbranntwein, Föhnen, Gummi oder Plastik im Bett.

Ergebnisse prüfen

- Haut
- Feuchtigkeit
- Ernährungszustand
- Gewicht
- Bewegungsfähigkeit
- Risikoeinschätzung
- Krankheitsverständnis, Compliance

Demenz

☞ Verwirrtheit

Depression

Informationen sammeln

- Sind Depressionen diagnostiziert?
- Wenn ja, wie lange schon?
- Welche Medikamente nimmt Pat. ein?

Ursachen

- Stress?
- Belastende Lebensumstände?
- Ungelöste psychische Konflikte?
- Somatische Erkrankung?
- Mangel an Tageslicht?
- Sonstige?

Probleme

- Misstrauen?
- Verdächtigungen?
- Pessimistische Zukunftssicht?
- Verarmungsgefühl?
- Schuldgefühle?
- Todeswunsch?
- Suizidalität?
- Suizidversuch in Vorgeschichte?
- Gefühl der:
  - Leere und Sinnlosigkeit?
  - Wert- und Nutzlosigkeit?
  - Hoffnungslosigkeit?
  - Hilflosigkeit?
  - Abhängigkeit von anderen Personen?
- Interesselosigkeit?
- Gleichgültigkeit?
- Entscheidungsunfähigkeit?
- Konzentrationsstörungen?
- Gedächtnisstörungen?
- Angst?
- Wahn?
- Halluzinationen?
- Schlafstörungen (vorzeitiges Erwachen)?
- Grübelzwang?
- Denkhemmung?
- Verlangsamte Sprache?
- Verlangsamte Bewegungen?
- Antriebslosigkeit?
- Schnelle Ermüdbarkeit?
- Leistungsrückgang?
- Libido- oder Potenzstörungen?
- Essstörungen?
- Obstipation?
- Schwitzen?
- Leidender Gesichtsausdruck?
- Druck- und Engegefühl in Brust- und Halsbereich?
- Gesichtsschmerzen?
- Schwere Glieder?
- Wie lange dauert die depressive Phase an?
- Alter?
- Gewicht?
- Sonstige?

Ressourcen

- Fähigkeit zur Stressbewältigung
- Soziales Umfeld, Freunde
- Interessen
- Sonstige

Ziele festlegen

- Depressionen sind rückläufig
- Ursachen der Depressionen sind erkannt
- Verhindern eines Suizidversuchs
- Pat. ist aktiv und nicht isoliert
- Pat. hat ein gutes Selbstwertgefühl
- Pat. beschreibt seine Angstgefühle

Maßnahmen planen

- Geborgenheit vermitteln
- Verständnis zeigen
- Suizidgefahr ermitteln
- Ggf. Pflege bei Schlafentzug
- Pat. aktivieren, aber nicht überfordern
- Ansichten und Meinungen des Pat. nicht bewerten
- Fähigkeiten des Pat. hervorheben
- Ggf. Hilfe bei der Körperpflege
- Nahrungs- und Flüssigkeitsaufnahme beobachten
- Angehörige und Seelsorger ansprechen und einbinden
- Medikamente nach Anordnung (Nebenwirkungen wie Tremor, Schwindel, Blutdruckabfall, veränderte Pulsfrequenz beachten), Pat. Sinn erklären
- Therapien, z. B. Schlafentzug, wie angeordnet durchführen
- Weitere Therapien mit Pat./im therapeutischen Team gemeinsam planen, z. B. Ergotherapie

> Erhöhte Suizidgefahr, wenn unter Therapie mit Antidepressiva die Antriebslosigkeit zurückgeht, bevor die Stimmungsaufhellung eintritt

Ergebnisse prüfen

- Wohlbefinden
- Vitalzeichen
- Tremor
- Schwindel
- Verhalten
- Krankheitsverständnis, Compliance

Desorientiertheit

☞ auch Verwirrtheit

Informationen sammeln

- Seit wann ist die Desorientiertheit bekannt?

Ursachen

- Liegt z. B. Alzheimer-Krankheit, Morbus Parkinson oder Chorea Huntington vor?
- Nebenwirkungen von Medikamenten?
- Flüssigkeitsdefizit?
- Somatische Erkrankung?
- Akute Infekte wie z. B. Harnwegsinfekt
- Sonstige?

Probleme

- Leidet Pat. an einem Wahn?
- Leidet Pat. an Gedächtnisstörungen?
- Reagiert Pat. verlangsamt?
- Aggression?
- Depression?
- Angst?
- Apathie?
- Körperliche Symptome:
  - Schwitzen?
  - Exsikkose?
  - Erbrechen?
  - Durchfall?
  - Blutdruck?
- Wie lange hält die Desorientiertheit schon an?
- Sonstige?

Ressourcen

- Pat. ist orientiert darüber,
  - welcher Wochentag ist
  - wo er/sie sich befindet
- Pat. kennt sich in gewohnter Umgebung aus
- Pat. erkennt seine Angehörigen
- Pat. verhält sich der Situation entsprechend
- Pat. kann schlussfolgernd denken
- Pat. kann Anweisungen folgen
- Guter AZ/EZ
- Pat. ist fähig sich zu konzentrieren

Ziele festlegen

- Pat. erhält angemessene Unterstützung
- Pat. ist orientiert
- Pat. erleidet keine Folgeschäden
- Pat. nimmt am gesellschaftlichen Leben teil
- Pat. trinkt ca. 2000 ml pro Tag

Maßnahmen planen

- Pflege entsprechend der Grunderkrankung
- Bei Bettlägerigkeit alle Prophylaxen
- Neu angekommenen Pat. in die Örtlichkeiten einweisen
- Tagesablauf strukturieren
- Hilfestellung bei alltäglichen Aktivitäten
- Pat. nicht überfordern
- Vorhandene Fähigkeiten erkennen und aktivieren
- Unmissverständliche Anweisungen geben
- Sichere Umgebung und entspannte Atmosphäre schaffen
- Aktiv zuhören
- Auf Wegen begleiten
- Geborgenheit vermitteln
- Vertrauen schaffen
- Geselligkeit fördern
- Privatsphäre achten
- Geduld
- Negative Kritik vermeiden
- Orientierungshilfsmittel anbringen:
  - Uhren in ausreichender Zahl und Größe
  - Kalender
  - deutliche Kennzeichen an Türen
  - evtl. Zimmertür und Bett des Pat. individuell kennzeichnen
  - Orientierungstafeln, Wegepläne
  - Fotos von Angehörigen
  - Spiegel
  - kleines Licht während der Nacht
  - Räume überschaubar gestalten und gut beleuchten
- Über Jahreszeiten, Wetter und Tageszeiten sprechen
- Mahlzeiten regelmäßig, das Abendessen nicht zu früh servieren
- Tag-Nacht-Rhythmus einhalten
- Auf ausreichend Flüssigkeitszufuhr achten
- Medikamente nach Anordnung
- Ggf. Brille prüfen und reinigen
- Ggf. Augenarzt
- Ggf. Hörgerät prüfen
- Ggf. HNO-Arzt

Ergebnisse prüfen

- Orientierung, z. B. zeitlich, örtlich, zur Person
- Bewusstseinslage
- Vitalzeichen
- Nahrungs- und Flüssigkeitsaufnahme
- Motorik
- Schlaf
- Wohlbefinden
- Krankheitsverständnis, Compliance

Informationen sammeln

- Seit wann ist Diabetes mellitus bekannt?

Ursachen
- Insulinmangel?
- Insulinunempfindlichkeit?

Probleme
- Alter?
- Gewicht?
- Typ 1?
- Typ 2?
- Durstgefühl?
- Polyurie?
- Schwäche?
- Kopfschmerzen?
- Rasche Ermüdung?
- Gewichtsverlust?
- Dehydratation?
- Übelkeit?
- Erbrechen?
- Bauchschmerzen?
- Hartes Abdomen?
- Schmerzen?
- Heißhunger?
- Tremor?
- Unruhe?
- Kalter Schweiß?
- Schwindel?
- Azetongeruch?
- Atmung?
  - Kussmaulatmung?
- Puls?
- Blutdruck?
- Temperatur?
- Bewusstseinsstörung?
- Harnwegsinfekt?
- Pilzinfektion?
- Ekzeme?
- Restharnbildung?
- Obstipation?
- Sodbrennen?
- Blähungen?
- Völlegefühl?
- Diarrhö?
- Blasenfunktionsstörungen?
- Muskelschmerzen?
- Krämpfe?
- Verzögerte Wundheilung?
- Sehverschlechterung?
- Herabgesetztes Empfinden für Temperatur, Berührung, Schmerz?
- Liegen bereits Folgeschäden vor?
  - Periphere Polyneuropathie?
  - Lähmungen?
  - Periphere arterielle Verschlusskrankheit (pAVK)?
  - Durchblutungsstörungen?
  - Diabetischer Fuß?
  - Gangrän?
  - Retinopathie?
  - Glaukom?
  - Katarakt?
  - Nierenschäden?
  - Herzrhythmusstörungen?
  - Herzinfarkt?
  - Schlaganfall?
  - Fettleber?
- Sonstige?

Ernährungsgewohnheiten
- Mahlzeiten wann, wie oft, was?
- Geschmacksvorlieben?
- Kleine Zwischenmahlzeiten?
- Getränke (Art)?

Lebensweise
- Freizeitaktivitäten?
- Bewegung?
- Beruflicher Tagesablauf?

Ressourcen
- Pat. kennt Diät und hält sich daran
- Pat. ist orientiert
- Pat. ist selbstständig und kann Blutzucker (BZ) messen, ggf. Insulin spritzen, versteht die Zusammenhänge
- Pat. nimmt orale Antidiabetika selbstständig ein
- Pat. leidet nicht unter Folge- oder weiteren Erkrankungen
- Pat. führt Diabetikertagebuch
- Pat. ist mobil
- Familie, Angehörige und Freunde unterstützen den Pat.
- Guter AZ/EZ
- Sonstige

Ziele festlegen

- Der Blutzuckerspiegel des Pat. ist ausgeglichen
- Pat. hat die Erkrankung im Griff und fühlt sich wohl
- Pat. ist über Kohlenhydrate, Zucker, Süßstoffe und Zuckeraustauschstoffe informiert
- Pat. kann Nahrung selbstständig zusammenstellen
- Pat. kennt Medikamente und Insulinarten, kann sie richtig lagern und applizieren
- Pat. kennt die Folgeschäden
- Pat. bewahrt bei guter Blutzuckereinstellung größtmögliche Flexibilität der Nahrungsaufnahme
- Pat. kennt die Symptome einer Hypo-/Hyperglykämie
- Vermeiden von Komplikationen und Folgeschäden

> Je besser ein Diabetiker geschult ist, desto weniger ist seine Lebensqualität eingeschränkt.

Maßnahmen planen

- Blutzucker bestimmen (regelmäßig)
- Flüssigkeitsbilanz
- Hautpflege
- Fußpflege durch professionelle Fußpflegekraft
- Pat. empfehlen, nicht barfuß zu gehen
- Verletzungen sofort desinfizieren
- Infektionen vermeiden, Hygieneregeln beachten
- Auf nächtliche Blutzuckerentgleisungen achten:
  - Unruhe
  - Schwitzen
  - Traubenzucker geben
  - BZ kontrollieren/Arzt rufen, wenn Pat. nicht geweckt werden kann
- Auf Druckstellen achten
- Ggf. Gewichtsreduktion
- Tageskostplan erstellen
- Viel zu trinken anbieten
- Bei Azeton im Urin:
  - Pat. mit viel Flüssigkeit versorgen
  - Arzt rufen
- Patienten die Krankheit erklären
- Diät, gesunde Ernährung, ballaststoffreich:
  - Kohlenhydrate innerhalb der Gruppen (Brot- und Nährmittel, Milch- und Milchprodukte, Kartoffeln, Gemüse, Obst) nach Wunsch austauschen
  - Zusammenhang von Blutzucker, Kohlenhydraten und Insulin der Bauchspeicheldrüse erklären
  - Wirkung von Alkoholkonsum erklären
- Die Bedeutung von Fuß- und Körperpflege erklären
- Die Bedeutung regelmäßiger ärztlicher Kontrollen erklären
- Medikamente nach Anordnung:
  - Patienten mit klarem Bewusstsein zur Blut- und Urinzuckerselbstkontrolle anleiten
  - über Zeichen von Hypo-/Hyperglykämie aufklären
  - über Selbsthilfemöglichkeiten informieren
- Pat. zu Sport anregen
- Pat. über Zusammenhang von körperlicher Aktivität und Blutzuckerspiegel informieren
- Insulin nach Anordnung
- Pat. und Angehörige informieren über:
  - den Umgang mit Insulin
  - den selbstständigen Gebrauch von Spritze, Pen oder Pumpe und diesen einüben
  - konventionelle bzw. intensivierte konventionelle Insulintherapie
  - Injektionsstellen
  - Spritz-Ess-Abstand
  - Verhalten auf Reisen oder bei Krankheit
  - Diabetestagebuch
  - Notfallausweis
- Blasentraining bei Restharnbildung
- Bei fieberhaften Infekten auf Stoffwechselentgleisungen achten

- Pat. soll immer Traubenzucker in Reichweite haben
- Bei Bettlägerigkeit alle Prophylaxen
- Begleitpersonen informieren

> Bei unbekanntem Koma nie Insulin auf Verdacht spritzen!

Ergebnisse prüfen

- Laborwerte
- Urinkontrolle
- Verhalten
- Vitalzeichen
- Gewicht
- Krankheitsverständnis, Compliance

Diarrhö

Informationen sammeln

- Seit wann hat Pat. Diarrhö?
- Wie oft?
- Farbe?

Ursachen

- Nahrungsmittelunverträglichkeit?
- Medikamentennebenwirkungen?
- Allergien?
- Infektion?
- Vergiftungszeichen?
- Laxantienabusus?
- Angst?
- Kältereiz?
- Kalte Getränke?
- Sind Darmerkrankungen bekannt?
  - Morbus Crohn?
  - Colitis ulcerosa?
- Sonstige?

Probleme

- Schmerzen?
- Darmgeräusche?
- Bauchschmerzen?
- Bauchkrämpfe?
- Geblähter Bauch?
- Appetitlosigkeit?
- Schwäche?
- Dehydratation?
- Fieber?
- Pulsfrequenz?
- Blutdruck?
- Stuhl?
  - Häufigkeit?
  - Farbe?
  - Menge?
  - Konsistenz?
  - Beimengungen?
  - Blut?
- Sonstige?

Ressourcen

- Pat. kann Stuhlentleerung kontrollieren
- Pat. kann selbstständig auf Toilette
- Pat. kann eigenständig Intimpflege durchführen
- Guter AZ/EZ
- Pat. trinkt selbstständig
- Pat. hat keine weiteren Erkrankungen
- Sonstige

Ziele festlegen

- Pat. hat geformten Stuhl
- Pat. hat weniger als drei Stuhlausscheidungen am Tag
- Elektrolythaushalt ist aufrechterhalten
- Flüssigkeitshaushalt ist aufrechterhalten
- Pat. kennt die Allergene und meidet sie

Maßnahmen planen

- Intimsphäre schützen
- Viel Flüssigkeit anbieten
- Ggf. Nahrungskarenz
- Für leicht zu öffnende Kleidung sorgen
- Ggf. beim Gang zur Toilette begleiten
- Toilettenstuhl neben das Bett stellen
- Medikamente nach Anordnung
- Diät nach Anordnung
- ☞ Dehydratations- und Sturzprophylaxe
- Hygienevorgaben beachten

Ergebnisse prüfen

- Stuhl
- Flüssigkeitsbilanz
- Gewicht
- Vitalzeichen
- Wohlbefinden
- Schmerzen
- Krankheitsverständnis, Compliance

Wund- und Pleuradrainagen

Informationen sammeln

- Seit wann hat Pat. die Drainage?
- Warum hat Pat. die Drainage?
- Welche Art von Wunddrainage liegt?
  - Silikonkurzdrainage?
  - Gummilasche?
  - Penrosedrainage?
  - Easy-Flow-Drainage?
  - Robinsondrainage?
  - Redonsaugdrainage?
  - Spül-Saug-Drainage?
- Wie viele Drainagen hat Pat.?
- Wo liegt oder liegen die Drainage(n)?

Probleme

- Atmung?
- Puls?
- Blutdruck?
- Temperatur?
- Bewusstseinszustand?
- Schmerzen?
- Bewegungseinschränkungen?
- Schlafstörungen?
- Sonstige?

Ressourcen

- Pat. ist orientiert und versteht die Bedeutung der Drainagen
- Pat. ist den Umständen entsprechend mobil
- Pat. hat keine Schmerzen
- Sonstige

Ziele festlegen

- Pat. ist informiert und akzeptiert die Drainagen für die Dauer der Behandlung
- Pat. ist fieberfrei
- Komplikationen sind vermieden
- Pat. hat Schmerzen von nicht mehr als 3/10 analog der Numerischen Rangskala

Maßnahmen planen

- Pflege entsprechend der Grunderkrankung
- Bei Bettlägerigkeit alle Prophylaxen
- Medikamente nach Anordnung
- Schmerzmanagement durchführen
- Wenn mehrere Drainagen liegen, Beschriftung prüfen
- Drainage vor Herausrutschen sichern
- Beobachten des Sekretabflusses:
  - Menge
  - Farbe
  - Konsistenz
  - Beimengungen
  - ggf. Geruch
- Verbandswechsel:
  - steril nach Standard
  - täglich oder bei Bedarf
  - Wunde inspizieren
  - auf Entzündungszeichen achten
  - auf Lage und richtige Befestigung der Drainage achten und ggf. Arzt rufen, wenn eine Korrektur nötig ist
  - bei Gummilasche, Silikonkurzdrainage, Penrosedrainage, Easy-Flow-

-Drainage auf Menge, Beschaffenheit und Geruch des Sekrets achten
  - Dokumentation des Wechsels und Wundbeschreibung der Eintrittsstelle
- Entleeren des Beutels bei Robinsondrainage:
  - auf Menge, Beschaffenheit und Geruch des Sekrets achten
  - Schlauch nicht abknicken oder durchhängen lassen
  - Beutel muss unter Wundniveau hängen
  - Dokumentation des Wechsels und des Sekrets (Menge, Beschaffenheit)
- Flaschenwechsel bei Redondrainage, wenn die Flasche voll oder das Vakuum erschöpft ist → Achtung:
  - Schlauch nie abknicken
  - Flasche sicher am Bett befestigen
  - Festigkeit der Steckverbindung prüfen
  - Klemmen müssen offen sein
  - Sogstärke prüfen
  - Dokumentation des Wechsels und des Sekrets (Menge, Beschaffenheit)
- Wenn kein Sekret kommt, Arzt rufen
- Schlauch nie in die Wunde hineinschieben
- Drainage nie ausspülen (außer auf ausdrückliche Anordnung)
- Bei versehentlichem Herausziehen der:
  - Wunddrainage → sofort Druckverband anlegen
  - Pleuradrainage → Wunde mit Folie oder Pflasterstreifen luftdicht verschließen, sofort Arzt informieren
- Bei geplantem Entfernen der Drainage:
  - Pat. informieren, dass der Schmerz nur kurz anhält
  - ggf. vorher Schmerzmittel nach Anordnung verabreichen
  - vor dem Ziehen der Drainage Verband entfernen
  - bei Verdacht auf Wundinfektion Drainagenspitze zur Untersuchung unter sterilen Bedingungen ins Labor schicken
- Unterstützung bei der Körperpflege, solange die Drainage liegt
- Bei Bettlägerigkeit alle Prophylaxen
- Bei liegender Pleuradrainage:
  - leichte Oberkörperhochlagerung
  - Sog der Drainage kontrollieren
  - Schmerzmittel nach Anordnung
  - auf Nachblutungen achten
  - atemunterstützende Maßnahmen
  - Atemübungen
  - Frühmobilisation
  - Absaugsystem immer unter Patientenniveau befestigen

Ergebnisse prüfen

- Vitalzeichen
- Atmung
- Durchgängigkeit des Drainagesystems
- Sekret
- Sogstärke bei Redon- und Pleuradrainage
- Wasserstand im Wasserschloss bei Pleuradrainage
- Infektionszeichen
- Wohlbefinden
- Krankheitsverständnis, Compliance

Durchblutungsstörungen, peripher arteriell (pAVK)

Informationen sammeln

- Seit wann sind die Durchblutungsstörungen bekannt?
- In welchem Stadium sind die Durchblutungsstörungen?

Ursachen

- Arteriosklerose?
- Rauchen?
- Embolie?
- Hypertonie?
- Diabetes mellitus?
- Fettstoffwechselstörung?
- Sonstige?

Probleme

- Belastungsunabhängige Schmerzen?
- Schmerzen in einer oder beiden Waden bei Belastung?
- Ruheschmerz?
- Hinken?
- Bleibt Pat. nach wenigen Schritten stehen?
- Schwäche in den Beinen bei Belastung?
- Haut an den Extremitäten kalt?
- Haut an den Extremitäten blass?
- Gefühlsstörungen?
- Lähmung?
- Schlecht heilende Wunden, z. B. am Fuß?
- Ulkus?
- Gangrän?
- Puls an den Extremitäten fühlbar?
- Sonstige?

Ressourcen

- Durchblutungsstörung wurde schnell erkannt
- Es liegen keine zusätzlichen Erkrankungen vor
- Guter AZ/EZ
- Pat. hat keine/kaum Schmerzen
- Familienangehörige und Freunde unterstützen den Pat.

Ziele festlegen

- Beschwerdefreie Gehstrecke ist verlängert
- Blutdruck ist normalisiert
- Blutzuckerspiegel ist im Normbereich
- Pat. kennt Maßnahmen zur Verbesserung der Durchblutung
- Pat. betreibt Gehstrecken- und Gefäßtraining, wenn möglich Ausdauersport

Maßnahmen planen

- Lagerungshilfsmittel
- Beine flach/tief lagern → keine Hochlagerung
- Warmhalten der Extremitäten → keine lokalen Wärmeanwendungen
- Bequeme, gut sitzende Schuhe
- Keine abschnürenden Kniestrümpfe, Socken, Kompressionsstrümpfe oder -verbände
- Leichte Bettdecke
- Haut regelmäßig kontrollieren
- Vorsicht z. B. beim Nägelschneiden → Verletzungsgefahr
- Zu durchblutungsfördernden Übungen anleiten
- Spaziergänge/Bewegung empfehlen
- Ggf. Gehhilfen
- Nikotinkarenz
- Wundversorgung bei Ulzera oder Gangrän
- Medikamente nach Anordnung
- Bei Bettlägerigkeit alle Prophylaxen
- Kontakt zu Selbsthilfegruppen herstellen
- Angehörige einbeziehen

Ergebnisse prüfen

- Haut
- Vitalwerte
- Schmerzfreie Gehstrecke
- Krankheitsverständnis, Compliance

Durchblutungsstörungen, peripher venös

Informationen sammeln

- Seit wann sind die Durchblutungsstörungen bekannt?
- In welchem Stadium sind die Durchblutungsstörungen?

Ursachen
- Bindegewebsschwäche, z. B. Krampfadern?
- Phlebothrombose?
- Sonstige?

Probleme
- Spannungsgefühl?
- Gefühl schwerer Beine?
- Sichtbar gestaute Venen?
- Nächtliche Muskelkrämpfe?
- Schwellung der Beine?
- Blaurote Hautfarbe?
- Glänzende Haut?
- Haut an den Extremitäten erwärmt?
- Schwellung?
- Knöchelödem?
- Schmerzen?
- Belastungsabhängiger Fußsohlen- oder Wadenschmerz?
- Schmerzhafte Venenstränge und -knoten?
- Temperatur?
- Ulcus cruris?
- Sonstige?

Ressourcen
- Durchblutungsstörung wurde schnell erkannt
- Es liegen keine zusätzlichen Erkrankungen vor
- Guter AZ/EZ
- Pat. hat keine/kaum Schmerzen
- Pat. ist motiviert, seine Kompressionsstrümpfe regelmäßig zu tragen

Ziele festlegen

- Venöser Rückstrom ist verbessert
- Ulcus cruris ist vermieden
- Pat. kennt die Ursachen der Durchblutungsstörung
- Pat. kennt Maßnahmen zur Durchblutungsförderung

Maßnahmen planen

- Beim Liegen oder Sitzen Beine erhöht lagern
- Kompressionsverband
- Kompressionsstrümpfe
- Auf Emboliezeichen achten
- Mehrmals täglich Venen herzwärts ausstreichen
- Hilfestellung bei täglichen Aktivitäten
- Zu Bewegungsübungen anleiten
- Zum Gehen und zu Bewegung ermuntern
- Bei Bettlägerigkeit alle Prophylaxen
- Medikamente nach Anordnung
- Ggf. moderne Wundversorgung nach Standard mit Wundauflagen
- Kontakt zu Selbsthilfegruppen herstellen
- Angehörige einbeziehen

Ergebnisse prüfen

- Haut
- Ödeme
- Schmerzen
- Wundprotokoll
- Krankheitsverständnis, Compliance

Durchfall

☞ Diarrhö

Informationen sammeln

- Seit wann besteht Dyspnoe?
- Wie oft tritt Dyspnoe auf?

Ursachen

- Herzerkrankung?
- Lungenerkrankung?
- Tumoren im Gehirn oder der Lunge?
- Verletzungen im Thorax- oder Bauchraum?
- Stoffwechselkrankheiten?
- Psychische Probleme/Erkrankungen?
- Anämie?
- Adipositas?
- Sonstige?

Probleme

- Wann besteht Dyspnoe?
  - Bei Ruhe?
  - Bei geringer Belastung?
  - Bei mäßiger Belastung?
  - Bei starker Belastung?
- Wie geht Pat. mit Dyspnoe um?
  - Gefühl der Hilflosigkeit?
  - Angst?
  - Gefühl der Erschöpfung?
- Schlaflosigkeit?
- Pulsfrequenz?
- Stridor?
- Zyanose?
- Sonstige?

Ressourcen

- Pat. beherrscht atemunterstützende Atemtechniken
- Pat. kann mit Sauerstoffzufuhr umgehen
- Pat. kennt Strategien gegen Atemnot
- Familienangehörige/Freunde unterstützen den Pat.
- Guter AZ/EZ
- Sonstige

Ziele festlegen

- Pat. atmet beschwerdefrei
- Pat. ist ruhig und angstfrei
- Pat. fühlt sich nicht alleingelassen
- Pat. kennt und beherrscht atemunterstützende Körperhaltungen
- Pat. kennt und beherrscht besondere Atemtechniken

Maßnahmen planen

- Oberkörperhochlagerung
- Atemhilfsmuskulatur unterstützen
- Zu dosierter Lippenbremse raten
- Kleidung lockern, beengende Kleidung entfernen
- Angst abbauen
- Atmung erleichtern
- Für frische Luft sorgen
- Blickkontakt und Berührung, wenn der Pat. nicht sprechen kann
- Medikamente nach Anordnung
- Sauerstoffgabe nach Anordnung
- Bronchialsekret nach Anordnung absaugen

Ergebnisse prüfen

- Atmung
- Hautfarbe
- Vitalzeichen
- Bewusstseinslage
- Krankheitsverständnis, Compliance

Dysurie

Informationen sammeln

- Seit wann besteht Dysurie?
- Wie häufig tritt Dysurie auf?

Ursachen

- Abflusshindernisse?
  - Stenosen?
  - Tumoren?
  - Strikturen?
  - Steine?
- Nieren- und Harnwegsinfektionen?
- Verletzungen im Urogenitaltrakt?
- Sonstige?

Probleme

- Erschwertes Wasserlassen?
- Schmerzen beim Wasserlassen?
  - Wie sind die Schmerzen beschaffen?
  - Wie stark sind die Schmerzen?
  - Wie lange dauern die Schmerzen an?
- Menge des Urins?
- Häufige kleine Mengen?
- Farbe des Urins?
  - Blut im Urin?
  - Eiter im Urin?
  - Ist der Urin klar?
  - Sediment, Steine im Urin?
- Restharn?
- Atmung?
- Fieber?
- Puls?
- Blutdruck?
- Sonstige?

Ressourcen

- Pat. kann selbstständig zur Toilette
- Pat. kann selber trinken
- Guter AZ/EZ
- Sonstige

Ziele festlegen

- Pat. ist schmerzfrei oder hat Schmerzen unter 4 auf der 10er-Skala
- Übelkeit und Erbrechen sind verhindert
- Urin kann ungehindert abfließen
- Pat. kennt den Zusammenhang von Hygienemaßnahmen und Infektionen
- Pat. führt angemessene Intimhygiene durch

Maßnahmen planen

- 24h-Sammelurin
- Viel zu trinken anbieten
- Lokale Wärme
- Auf abgehende Steine achten, z. B. Urin sieben
- Schmerzmittel nach Anordnung
- Medikamente nach Anordnung

Ergebnisse prüfen

- Vitalzeichen
- Schmerzen
- Urin
- Häufigkeit des Wasserlassens
- Miktionsprotokoll
- Krankheitsverständnis, Compliance

Einschlafstörungen

☞ Schlafstörungen

Ekzem

Informationen sammeln

- Seit wann treten Symptome auf?
- Hat Pat. zum ersten Mal Ekzem?
- Ist Pat. in dermatologischer Behandlung?

Ursachen
- Allergisch?
- Toxisch?
- Chronisch?
- Sonstige?

Probleme
- Lokalisation?
- Ausprägung?
  - Rötung?
  - Schwellung?
  - Bläschen?
  - Knötchen?
  - Juckreiz?
  - Brennen?
  - Nässen der Haut?
  - Vergröberte Hautfalten?
  - Rhagaden?
- Sonstige?

Ressourcen
- Pat. kann Kontakt mit Allergen vermeiden
- Pat. kann selbstständig seine Haut pflegen
- Pat. hat ansonsten gute Hautverhältnisse
- Guter AZ/EZ
- Sonstige

Ziele festlegen

- Ursachen sind geklärt
- Infektionen, z. B. durch verunreinigte Kratzspuren, sind vermieden
- Pat. ist beschwerdefrei und fühlt sich wohl
- Pat. kennt Maßnahmen zur Wiederherstellung einer intakten Haut und führt diese selbstständig aus

Maßnahmen planen

- Medikamente nach Anordnung
- Hautpflege
- Kühlende, ggf. feuchte Kompressen
- Ölbäder → Vorsicht Rutsch- und Sturzgefahr
- Für Ruhe und Entspannung sorgen
- Gespräche:
  - zur Hautpflege
  - zur subjektiven Befindlichkeit
- Meiden ekzemauslösender Stoffe
- Kontakt zu Selbsthilfegruppen vermitteln
- Kontakt zur Ernährungsberatung herstellen
- Ggf. über Sozialdienst Umschulung anbieten

Ergebnisse prüfen

- Hautinspektion
- Juckreiz
- Befinden des Pat.
- Krankheitsverständnis, Compliance

Emesis

☞ Erbrechen

Enuresis nocturna

= nächtliches Einnässen

Informationen sammeln

- Seit wann nässt das Kind ein?
- War das Kind zuvor schon über einen Zeitraum von 6 Monaten trocken oder nicht?
- Miktionsverhalten am Tag?
- Sind psychische Probleme/Erkrankungen bekannt?

Ursachen

- Verspätete Ausbildung des ADH-Rhythmus?
- Psychische Belastungen?
- Genetische Einflüsse?
- Strenge oder zu frühe Sauberkeitserziehung?
- Funktionelle Blasenstörungen?
- Organische Störungen?

Probleme

- Einnässfrequenz?
- Einnässmenge?
- Tiefer Schlaf und schwere Erweckbarkeit?
- Subjektive Beeinträchtigung?
- Emotionale Störung, z. B. Ängste
- Nässt das Kind auch tagsüber ein?
- Miktionsauffälligkeiten, z. B. Haltemanöver, Drangsymptome?
- Psychosoziale Stressoren?
- Psychiatrische Begleitsymptomatik?
- Sonstige

Ressourcen

- Fehlen jeglicher Tagessymptomatik
- Wahrnehmung für die Blasenfüllung ist vorhanden
- Kind kann das Urinieren willkürlich unterbrechen
- Kind arbeitet gut mit und ist motiviert
- Sonstige

Ziele festlegen

- Das Kind nässt nicht mehr ein
- Ausschluss einer organischen Störung
- Sonstige

Maßnahmen planen

- Ausführliche Beratung und Information des Kindes und der Eltern
- Vor dem Zubettgehen Toilette aufsuchen lassen
- Ggf. Verringerung der abendlichen Trinkmenge
- Kindgerechtes Miktionsprotokoll führen, z. B. Sonne-Regen-Kalender
- Kind zu kontrolliertem Urinieren anleiten:
  - Klingelhose oder Klingelmatte geben → aktiviert durch Nässe Weckalarm
  - Blasentraining, wenn Miktionsauffälligkeiten vorliegen
  - Verstärkerplan
- Motivation des Kindes unterstützen
- Ggf. Medikamente nach Anordnung

Ergebnisse prüfen

- Miktionsprotokoll
- Miktionsverhalten
- Psychosoziale Belastung
- Motivation
- Verständnis, Compliance

Informationen sammeln

- Seit wann ist die Erkrankung bekannt?
- Nimmt Pat. regelmäßig Medikamente ein? Wenn ja, welche?

Ursachen

- Ohne erkennbare Ursache?
- Hirntumore?
- Schlaganfall?
- Schädel-Hirn-Trauma?
- Stoffwechselerkrankungen?
- Alkohol?

Probleme

- Wie oft treten Anfälle auf?
- Wie lange dauert ein Anfall?
- Was für Anfälle treten auf?
  - Grand-mal?
  - Absencen?
  - Klonische Zuckungen?
  - Pelziges Gefühl an einer Extremität?
  - Jackson-Anfälle?
  - Psychomotorische Anfälle?
- Macht sich der Anfall vorher bemerkbar?
  - Vorausgehende Aura?
  - Synkopen?
  - Hyperventilation?
- Blutdruck?
- Pulsfrequenz?
- Blutzucker?
- Temperatur?
- Sonstige?

Ressourcen

- Pat. kennt Krankheit und anfallauslösende Faktoren
- Pat. merkt vorher, wenn Anfall kommt
- Pat. nimmt Medikamente regelmäßig
- Keine zusätzlichen Erkrankungen bekannt
- Guter AZ/EZ
- Familienangehörige/Freunde unterstützen den Pat.
- Sonstige

Ziele festlegen

- Pat. ist entspannt
- Pat. weiß über Krankheit und begünstigende Faktoren Bescheid
- Pat. kann weiter Auto fahren
- Pat. ist weiterhin in einem Arbeitsverhältnis
- Pat. nimmt am gesellschaftlichen Leben teil
- Pat. hat sein Leben so umgestellt, dass krankheitsbegünstigende Faktoren minimiert sind
- Lebensqualität des Pat. bleibt erhalten

Maßnahmen planen

- Medikamente nach Anordnung
- Gespräche über:
  - schonende Lebensführung
  - Wichtigkeit der Medikamenteneinnahme
  - Führung eines Anfallskalenders
  - Arztkonsultation vor Einnahme nicht verordneter Medikamente, z. B. Schmerzmittel
- Für genug Schlaf sorgen
- Für nicht zu lange Schlafzeiten sorgen
- Ggf. Entspannungsübungen
- Keine flackernden Lichtreize
- Pat. dazu raten, ein Merkblatt mit Erste-Hilfe-Maßnahmen bei sich zu führen
- Kontakt zu Selbsthilfegruppen herstellen
- Pat. zum Ausdauersport raten

Ergebnisse prüfen

- Vitalzeichen
- Anfallstagebuch
- Wohlbefinden
- Krankheitsverständnis, Compliance

Epistaxis

= Nasenbluten

Informationen sammeln

- Seit wann besteht Nasenbluten?
- Ist die Ursache bekannt?
- Hat Pat. erstmalig oder häufiger Nasenbluten?
- Wie lange dauert die Blutung an?

Ursachen

- Trauma?
  - Nasebohren oder heftiges Schnäuzen?
  - Frakturen?
  - Fremdkörper?
- Rhinitis sicca?
- Grippaler Infekt?
- Hypertonie?
- Sind Störungen der Blutgerinnung bekannt?
- Antikoagulantientherapie?
- Tumoren?

Probleme

- Stärke der Blutung?
- Blutungsdauer?
- Kaltschweißigkeit?
- Vitalzeichen?
- Übelkeit?
- Schwindel?
- Schmerzen?

Ressourcen

- Es liegt keine starke Blutung vor
- Pat. kann erste Maßnahmen zur Blutstillung selbstständig durchführen
- Ursache ist bekannt
- Pat. hat keine Begleiterkrankungen
- Guter AZ/EZ
- Sonstige

Ziele festlegen

- Die Blutung ist gestillt
- Aspiration ist vermieden bzw. frühzeitig erkannt worden
- Pat. kennt erste Maßnahmen zur Blutstillung

Maßnahmen planen

- Kleidung des Pat. schützen
- Pat. aufrecht, mit leicht nach vorn gebeugtem Oberkörper hinsetzen oder seitlich lagern
- Blutstillung:
  - Pat. dazu anhalten, die Nasenflügel fest zusammenzudrücken
  - Eiskompresse in den Nacken legen
  - Arzt benachrichtigen
  - bei anhaltender Blutung ggf. Vorbereitung, Assistenz und Nachsorge bei Anlage einer Nasentamponade/Ballonkatheter

> Pat. soll den Kopf nicht in den Nacken legen → Aspirationsgefahr

- Blutdruck und Puls kontrollieren

Ergebnisse prüfen

- Nasenschleimhaut
- Vitalzeichen
- Wohlbefinden
- Krankheitsverständnis/Compliance

Erbrechen

Informationen sammeln

- Seit wann besteht das Erbrechen?
- Wie häufig und wann zuletzt?

Ursachen

- Nahrungsaufnahme?
- Medikamenteneinnahme?
- Bei Krebstherapie?
- Vergiftungszeichen?
  - Verdorbene Lebensmittel?
  - Giftstoffe?
  - Alkohol?
- Allergien?
- Erkrankung der Bauchorgane?
- Herzerkrankung?
- Gehirnerkrankung?
- Reaktion auf:
  - große Angst?
  - Ekel?
  - Schmerzen?
- Schwangerschaft?
- Sonstige?

Probleme

- Wann?
  - Nach Nahrungsaufnahme?
  - Nach Medikamenteneinnahme?
  - Nüchtern?
- Farbe?
- Geruch?
- Beschaffenheit?
- Beimengungen?
  - Schleim?
  - Blut?
  - Nahrung?
- Menge?
- Schwindel?
- Lähmungen?
- Kopfschmerz?
- Nackensteifigkeit?
- Diarrhö?
- Obstipation (Ileus)?
- Darmgeräusche?
- Schmerzen?
- Pulsfrequenz?
- Blutdruck?
- Temperatur?
- Sonstige?

Ressourcen

- Selbstständiges Aufsuchen der Toilette und/oder Benutzen von Nierenschale möglich
- Keine zusätzlichen Erkrankungen bekannt
- Flüssigkeitsaufnahme ist möglich
- Erbrechen besteht erst kurzfristig
- Guter AZ/EZ
- Sonstige

Ziele festlegen

- Pat. erbricht nicht mehr
- Pat. fühlt sich wohl
- Flüssigkeitshaushalt ist aufrechterhalten
- Elektrolythaushalt ist normal
- Aspiration ist vermieden

Maßnahmen planen

- Pat. aufrecht sitzen lassen
- Erbrochenes sofort aus dem Zimmer bringen
- Erbrochenes evtl. für toxikologische Untersuchung aufheben
- Ggf. beim Erbrechen den Kopf halten
- Auf OP-Wunden beim Erbrechen leichten Gegendruck ausüben
- Bei Bettruhe alle Prophylaxen
- Bauchdeckenentspannende Lagerung
- Ggf. Seitenlage
- Ggf. Zahnprothese herausnehmen (lassen)
- Mundpflege anbieten
- Flüssigkeit anbieten
- Gesicht waschen (lassen)
- Frische Kleidung bereitlegen
- Nahrungskarenz → Vorsicht bei Diabetikern
- Medikamente nach Anordnung
- Flüssigkeitsbilanz

Ergebnisse prüfen

- Erbrechen
- Darmausscheidung
- Flüssigkeitsbilanz
- Vitalzeichen
- Hautturgor
- Nahrungsbilanz
- Schmerzen
- Krankheitsverständnis, Compliance

Exsikkose

☞ Dehydratation

Informationen sammeln

- Seit wann hat Pat. Fieber?
- Wie hoch ist das Fieber?
- Bleibt es gleichmäßig oder kommt es in Schüben?
- Wie wird es behandelt? Hilft die Therapie?

Ursachen

- Entzündungen, Infekte?
- Postoperative Phase?
- Schilddrüsenüberfunktion?
- Intoxikationen?
- Tumoren?
- Allergie?
- Sonstige?

Probleme

- Temperatur?
- Delir?
- Puls?
- Blutdruck?
- Atmung?
- Alter?
- Muskelzittern?
- Hautfarbe?
  - Blass?
  - Gerötet?
- Schläfrigkeit?
- Mattigkeit?
- Krankheitsgefühl?
- Kopfschmerzen?
- Gliederschmerzen?
- Überempfindlichkeit?
- Besonderer Fiebertyp?
  - Kontinuierlich?
  - Remittierend?
  - Intermittierend?
  - Rekurrierend?
  - Undulierend?
  - Biphasisch?
- Orientierung?
- Sonstige?

Ressourcen

- Pat. trinkt selbstständig und ausreichend
- Pat. kann Angaben über Temperaturempfinden machen
- Pat. ist orientiert und ansprechbar
- Schlaf des Pat. ist tief und fest
- Guter AZ/EZ
- Ursache bekannt
- Pat. hat keine zusätzlichen Erkrankungen
- Sonstige

Ziele festlegen

- Pat. hat eine normale Körpertemperatur zwischen 36,3 und 37,4 °C
- Pat. fühlt sich wohl
- Ursachen sind geklärt
- Komplikationen sind vermieden bzw. rechtzeitig erkannt worden
- Flüssigkeits- und Elektrolythaushalt sind im Normbereich

Maßnahmen planen

- Bettruhe
- Bei Fieberanstieg (frieren) warme Decken
- Bei Schüttelfrost warme Decken und Arzt informieren
- Bei Fieber und Fieberabfall dünnes Laken
- Pat. trocken halten:
  - feuchte Kleider ausziehen
  - häufiger Bettwäschewechsel
- Bei hoher Temperatur häufige Waschungen zur Erfrischung
- Fiebersenkende Maßnahmen (Wadenwickel) nur bei > 39 °C
- Fiebersenkende Maßnahmen bei Herzinsuffizienz > 38,5 °C
- Wadenwickel nicht bei Durchblutungsstörungen
- Medikamente nach Anordnung
- Wunschkost
- Auf Dehydratationszeichen achten
- Flüssigkeitsverlust ausgleichen
- Häufig kleine Mengen zum Trinken anbieten
- Kühle Getränke
- Ggf. alle Prophylaxen
- Auf regelmäßigen Stuhlgang achten → Obstipationsgefahr

> Kollapsgefahr bei starkem Fieberabfall innerhalb weniger Stunden

Ergebnisse prüfen

- Temperatur
- Vitalzeichen
- Flüssigkeitsbilanzierung
- Stuhlgang
- Hautbeschaffenheit
- Bewusstseinszustand
- Wohlbefinden
- Krankheitsverständnis, Compliance

Informationen sammeln

Gründe für die Bilanzierung

- Herzerkrankung?
- Nierenerkrankung?
- Lebererkrankung?
- Demenzielle Erkrankungen?
- Sonstige?

Probleme

- Was nimmt Pat. an Flüssigkeit auf?
  - Per Magensonde?
  - Getränke?
  - Suppen?
  - Speisen?
  - Infusionsflüssigkeit?
- Was scheidet Pat. aus?
  - Urin?
  - Stuhl?
  - Diarrhö?
  - Erbrochenes?
  - Schweiß?
  - Atemluft?
  - Wundsekret?
  - Abfluss über Drainagen?
  - Abfluss über Sonden?
  - Punktate?
  - Blutungen?
- Fieber?
- Gewicht?
- Sonstige?

Ressourcen

- Pat. kann Trinkmenge selbst aufschreiben
- Pat. kann Urinmenge selbst aufschreiben bzw. Urin sammeln
- Pat. ist orientiert
- Pat. ist mobil
- Familienangehörige/Freunde unterstützen den Patienten
- Sonstige

Ziele festlegen

- Vollständige Übersicht über tägliche Flüssigkeitsein- und ausfuhr
- Pat. hat einen ausgeglichenen Flüssigkeitshaushalt
- Pat. lagert keine Flüssigkeit ein
- Pat. ist über Wichtigkeit der Bilanzierung informiert und arbeitet mit
- Angehörige arbeiten an der korrekten Bilanzierung mit

Maßnahmen planen

- Bilanzblatt bereitlegen
- Pat., Angehörige und alle Mitarbeiter informieren
- Zu Beginn der Bilanzierung Blase entleeren lassen
- Zu Beginn der Bilanzierung Drainageflüssigkeit verwerfen
- Ein- und Ausfuhr in ml auf Bilanzblatt notieren
- Am Ende der Bilanzierung Blase entleeren lassen und mitberechnen
- Zusätzliche Angaben gewinnen durch:
  - Gewichtskontrolle
  - Hautturgor

Ergebnisse prüfen

- Krankheitsverständnis, Compliance
- Bewusstseinslage, Orientierung, Befinden
- Hautbeschaffenheit
- Vitalwerte

> - Eine positive Bilanz bis 200 ml ist noch ausgeglichen
> - Aussagekraft ist gering bei:
>   - ungenügender Mitarbeit des Pat.
>   - Inkontinenz
>   - starkem Schwitzen

Gangrän

☞ Nekrose

Informationen sammeln

- Seit wann liegen Beschwerden vor?
- Wird Pat. bereits wegen Gastritis behandelt?
- Tritt die Gastritis akut auf oder besteht sie bereits chronisch?

Ursachen

- Autoimmun?
- Bakteriell?
- Chemisch-toxisch?
- Sonstige?

Probleme

- Druckgefühl in der Magengegend?
- Appetitlosigkeit?
- Sodbrennen?
- Übelkeit?
- Erbrechen?
- Schmerzen?
- Ulkuszeichen?
  - Hämatemesis?
  - Teerstuhl?
- Blutdruck?
- Puls?
- Temperatur?
- Gewicht?
- Ernährungsgewohnheiten?
- Rauchen?
- Medikamenteneinnahme?
- Sonstige?

Ressourcen

- Pat. kennt Erkrankung und weiß, was ihm gegen Schmerzen hilft
- Pat. kennt lindernde Maßnahmen
- Pat. ist mobil und selbstständig
- Keine weiteren Erkrankungen liegen vor
- Guter AZ/EZ
- Gesunde Lebensführung
- Sonstige

Ziele festlegen

- Pat. ist beschwerdefrei
- Pat. kennt die Ursache
- Pat. entwickelt kein Ulkus
- Pat. weiß über Komplikationen Bescheid
- Pat. kennt Diät und hält sich daran
- Pat. stellt sein Leben so um, dass krankheitsbegünstigende Faktoren minimiert sind

Maßnahmen planen

- Nahungskarenz bei akuten Beschwerden
- Medikamente nach Anordnung
- Ggf. Wunschkost
- Viele kleine Mahlzeiten
- Viel Zeit zum Essen lassen
- Keine einschnürende Kleidung
- Kein Kaffee, Alkohol, Nikotin
- Entspannungstechniken einüben lassen
- Ggf. entbehrliche Medikamente vom Arzt absetzen lassen
- Gesundheitsberatung bezüglich Lebensweise und Ernährung
- Flüssigkeitsbilanz
- Körperliche Schonung
- Ggf. Hilfe bei alltäglichen Verrichtungen

Ergebnisse prüfen

- Wohlbefinden
- Gewicht
- Vitalzeichen
- Schmerzen
- Krankheitsverständnis, Compliance

Gedächtnisstörung

Informationen sammeln

- Seit wann liegen Beschwerden vor?
- Wird Pat. bereits wegen Gedächtnisstörungen behandelt?

Ursachen

- Amnesie?
- Alter?
- Alkoholabhängigkeit?
- Anämie?
- Hypoxämie?
- Gehirnerkrankungen?
- Verminderte Herzauswurfleistung?
- Störungen des Flüssigkeits- und Elektrolythaushalts?
- Massive Störungen durch die Umwelt?
- Sonstige?

Probleme

- Was vergisst Pat.?
  - Namen generell?
  - Namen besonders nahe stehender Personen?
  - Orte?
  - Fakten?
  - Ereignisse?
  - (Begonnene) Handlungen?
  - Termine?
  - Medikamenteneinnahme?
  - Grundbedürfnisse, z. B. Essen, Trinken, Schlafen, auf Toilette gehen?
- Sonstige?

Ressourcen

- Pat. erinnert sich an lange Zurückliegendes
- Pat. erinnert sich an vor kurzem Geschehenes
- Pat. kann früher beherrschte Handlungen ausführen
- Pat. ist die Gedächtnisstörung bewusst, nimmt sie an und kann sich – soweit möglich – helfen
- Intaktes soziales Umfeld
- Guter AZ/EZ
- Keine weiteren Erkrankungen
- Sonstige

Ziele festlegen

- Pat. besitzt Krankheitseinsicht
- Pat. nutzt Gedächtnishilfen
- Pat. kann sich mitteilen
- Pat. findet Verständnis und individuelle Unterstützung
- Bei Möglichkeit der Beseitigung der Ursache: gute Gedächtnisleistung

Maßnahmen planen

- Gedächtnishilfen anbieten
- Beobachtung der Gedächtnisleistung, insbesondere ob:
  - Termine eingehalten werden
  - Medikamente eingenommen werden
- Überprüfung der Orientiertheit, z. B. zeitlich, örtlich, zur Person
- Verständnis zeigen
- Medikamente nach Anordnung
- Gedächtnistraining anbieten
- Fähigkeiten d. Pat. hervorheben
- Orientierungshilfen anbieten
- Ggf. Hilfe bei der Körperpflege
- Nahrungs- und Flüssigkeitsaufnahme beobachten
- Schulung der Angehörigen

Ergebnisse prüfen

- Orientierung
- Gedächtnis
- Gewicht
- Nahrungs- und Flüssigkeitsaufnahme
- Krankheitsverständnis, Compliance

Gehörlosigkeit

☞ Schwerhörigkeit

Gelenksteifigkeit

Informationen sammeln

- Seit wann besteht die Gelenksteifigkeit?

Ursachen

- Rheuma?
- Schleimbeutelentzündung?
- Sehnenscheidenentzündung?
- Medikamente?
- Gelenknahe Narben?
- Spastiken?
- Sonstige?

Probleme

- Welche Gelenke sind betroffen?
- Gelenkschwellung?
- Schmerzen?
  - Anlaufschmerz?
  - Belastungsschmerz?
  - Nacht- und Ruheschmerz?
  - Akut?
  - Schubweise?
- Fühlt sich das Gelenk warm an?
- Ist das Gelenk druckempfindlich?
- Morgensteifigkeit?
- Deformierung?
- Fehlstellung?
- Kontrakturen?
- Muskelatrophie?
- Appetitlosigkeit?
- Schwäche?
- Gewicht?
- Fieber?
- Trockene Augen? Fremdkörpergefühl? Hornhautdefekt?
- Hautausschlag?
- Rheumaknoten?
- Psoriasis?
- Sklerodermie?
- Schmerzen im Thorax?
- Schmerzen beim Niesen und Husten?
- Stress? Ängste?
- Sonstige?

Ressourcen

- Pat. kennt die Erkrankung und kennt lindernde Maßnahmen
- Pat. benutzt bereits Hilfsmittel
- Pat. ist ggf. medikamentös eingestellt
- Keine weiteren Erkrankungen
- Pat. ist mobil
- Guter AZ/EZ
- Sonstige

Ziele festlegen

- Verspannungen sind gelöst
- Vorhandene Bewegungsmöglichkeiten werden erhalten
- Kontrakturen sind verhindert
- Muskulatur ist gekräftigt
- Pat. hat ein positives Körpergefühl
- Pat. kennt Hilfsmittel und Methoden und wendet sie an
- Pat. hat Schmerzen von nicht mehr als 3/10 analog der Numerischen Rangskala

Maßnahmen planen

- Gemeinsam mit Physiotherapie, Ergotherapie, Ärzten und anderen Therapeuten einen Pflege-, Bewegungs- und Therapieplan aufstellen, gemeinsam Ziele setzen
- Medikamente nach Anordnung
- Schmerzmanagement durchführen
- Gelenke richtig lagern
- Bei unbeweglichen Pat. häufige Lagewechsel
- Evtl. Nachtlagerungsschienen
- Pat. möglichst leichte Decke geben
- Evtl. für ausreichend Wärme sorgen
- Kälte und Wärmeanwendung
  - Wärme bei Arthrose und Wirbelsäulenleiden
  - Kälte bei Arthritis und Schleimbeutelentzündung
- Gelenke passiv durchbewegen
- Gelenke nicht gewaltsam bewegen
- Pat. zu aktiver Bewegung motivieren
- Pat. bei der Körperpflege mitarbeiten lassen
- Spezialgriffe an Essbesteck
- Klettverschlüsse statt Knöpfe an der Kleidung
- Alles, was Pat. braucht, in Reichweite legen, z. B. Klingel, Lichtschalter, Gehhilfe
- Gelenke vor besonderen Belastungen kühlen
- Festes Schuhwerk
- Rutschfeste Sohle
- ☞ Sturzprophylaxe:
  - trockene Böden
  - rutschfeste Unterlagen im Bad
  - aufgeräumte Fußböden (keine Stolperfallen)
  - genügend Platz für Gehhilfen
  - Bremse bei Rollstuhl anziehen
- Sitz- und Toilettensitzerhöhung
- Ggf. Hilfe beim Reinigen des Intimbereichs
- Abendliche Schmerzmedikation möglichst spät verabreichen, um Durchschlafen zu erleichtern
- Sozialarbeiter benachrichtigen
- Pat. über Selbsthilfegruppen informieren
- Pat. zu zweckmäßiger, aber schicker Kleidung anregen
- Ggf. Übergewicht abbauen
- Ernährungsberatung anbieten

Ergebnisse prüfen

- Lagerung
- Bewegungsfähigkeit
- Allgemeinbefinden
- Schmerzen
- Gewicht
- Krankheitsverständnis, Compliance

Gewichtsverlust

Informationen sammeln

- Seit wann besteht Gewichtsverlust?
- Wie groß ist der Gewichtsverlust?

Ursachen
- Unzureichende Nahrungsaufnahme?
- Schmerzen?
- Verändertes Geschmacksempfinden?
- Erkrankung (Tumor)?
- Unfähigkeit, Nahrungsmittel zuzubereiten?
- Finanzielle Beschränkung?
- Suchtmittelabhängigkeit?
- Stress?
- Einhaltung besonderer Diäten?
- Gesteigerter Stoffwechsel?
- Absorptionsstörungen?
- Depression?
- Schluckstörung?
- Hirnleistungsstörung?
- Essstörungen, z. B. Bulimie?
- Sonstige?

Probleme
- Gewicht?
- Zahnstatus?
- Infekte?
- Appetitlosigkeit?
- Haarausfall?
- Blasse Konjunktiven?
- Blasse Mundschleimhaut?
- Bauchkrämpfe?
- Bauchschmerzen?
- Lebhafte Darmgeräusche?
- Diarrhö?
- Fettstuhl?
- Schwacher Muskeltonus?
- Erschöpfung?
- Blutdruck?
- Puls?
- Temperatur?
- Sonstige?

Ressourcen
- Lieblingsspeisen und -getränke d. Pat. werden angenommen
- Guter Allgemeinzustand
- Keine Begleitbeschwerden
- Pat. ist orientiert
- Sonstige

Ziele festlegen

- Pat. ist über die täglich erforderliche Nahrungsmenge informiert
- Pat. isst mit Appetit und Genuss
- Gewichtsverlust ist gestoppt
- Pat. hat sein Wohlfühlgewicht erreicht
- Pat. hat einen BMI von 24

Maßnahmen planen

- Zielgewicht festlegen
- Pat. über Wichtigkeit des Essens informieren
- Wunschkost bestellen
- Hochkalorische Ergänzungsnahrung anbieten
- Darauf achten, dass das Essen warm ist
- Pat. Zeit zum Essen lassen
- Mehrere kleine Mahlzeiten anbieten
- Beim Abräumen prüfen, was gegessen wurde, und dies dokumentieren
- Bei Schluckstörungen logopädische Mitbehandlung
- Entspannungstechniken empfehlen
- Kontakt zu Selbsthilfegruppen herstellen
- Angehörige einbeziehen

Ergebnisse prüfen

- Appetit des Pat.
- Gewicht
- Vitalzeichen
- Wohlbefinden
- Krankheitsverständnis, Compliance

Informationen sammeln

- Seit wann ist Gicht bekannt?
- Wird Pat. gegen Gicht behandelt?
- Welche Gelenke sind betroffen?
- Wie stark?
- Verwendet Pat. Hilfsmittel?

Ursachen
- Stoffwechselerkrankung?
- Nierenfunktionsstörung?
- Gesteigerter Zelluntergang?

Probleme
- Haltung?
- Beweglichkeit?
- Schmerzen?
- Entzündungszeichen an Gelenken?
- Druckempfindlichkeit?
- Gelenkveränderungen?
- Gichtknoten?
  - In der Nähe von Gelenkkapseln?
  - Am Rand des Ohrknorpels?
- Urin?
  - Menge?
  - Farbe?
  - Beimengungen?
- Anfälle?
  - Wie oft?
  - Nach Alkoholgenuss?
  - Nach Festessen?
  - Zu welcher Tageszeit?
  - Nach körperlicher Anstrengung?
- Nierenfunktion?
- Nierensteine?
- Niereninfekt?
- Harnwegsinfekt?
- Gewicht?
- Temperatur?
- Befinden?
- Sonstige?

Ressourcen
- Pat. kennt Krankheit und deren mögliche Ursachen
- Pat. weiß, was er bei einem Anfall machen kann
- Keine Begleiterkrankungen
- Guter AZ/EZ
- Sonstige

Ziele festlegen

- Schmerzen sind beseitigt oder Pat. hat Schmerzen von nicht mehr als 3/10 analog der Numerischen Rangskala
- Pat. kennt den Zusammenhag zwischen purinreicher Ernährung, Alkohol und Gichtanfällen
- Pat. hält Diät ein
- Pat. weiß, dass er sich lebenslang purinarm ernähren muss
- Pat. hat einen BMI < 25

Maßnahmen planen

- Gelenk bei akutem Anfall ruhig stellen
- Kalte Umschläge
- Leichte Decke, evtl. Bettbogen
- Viel zu trinken anbieten (kein Alkohol)
- Hilfe bei alltäglichen Verrichtungen
- ☞ Flüssigkeitsbilanz
- Blutuntersuchung vorbereiten
- Urinuntersuchungen
- Bewegungsübungen
- Medikamente nach Anordnung
- Schmerzmanagement durchführen
- Nahezu vegetarische Diät, keine Hülsenfrüchte, kein Alkohol
- Ggf. Übergewicht langsam abbauen
- Ernährungsberatung anbieten
- Kontakt zu Selbsthilfegruppen ermöglichen

Ergebnisse prüfen

- Beweglichkeit
- Schmerzen
- Laborwerte
- Anfälle
- Wohlbefinden
- Gewicht
- Ernährungsprotokoll
- Krankheitsverständnis, Compliance

Glaukom

= grüner Star; ☞ Sehstörungen

Informationen sammeln

- Seit wann liegen Symptome vor?
- Wird Glaukom bereits behandelt?

Ursachen

- Zustand nach Narkose?
- Augenerkrankungen?
- Augenverletzungen?
- Sonstige?

Probleme

- Gesichtsfeldverengung?
- Sieht Pat. Regenbogen um Lichtquellen?
- Schmerzen im Auge?
- Auge gerötet?
- Pupille?
  - Lichtstarr?
  - Erweitert?
- Tränenfluss?
- Kopfschmerzen?
- Übelkeit?
- Erbrechen?
- Angst vor Erblindung?
- Sonstige?

Ressourcen

- Pat. ist mobil, findet sich zurecht
- Pat. kann sich selbstständig Augentropfen verabreichen
- Pat. ist orientiert
- Familienangehörige/Freunde unterstützen d. Pat.
- Sonstige

Ziele festlegen

- Pat. weiß, dass die Augentropfen regelmäßig genommen werden müssen
- Pat. kennt den Umgang mit Augentropfen
- Pat. kann über seine Angst vor Erblindung sprechen
- Pat. vermeidet Tätigkeiten, die den Augeninnendruck erhöhen
- Pat. kommt mit der Sehstörung zurecht
- Pat. findet sich in Umgebung zurecht
- Pat. hat soziale Kontakte
- Pat. nimmt am gesellschaftlichen Leben teil

Maßnahmen planen

- Bei plötzlich vermindertem Sehvermögen sofort den Arzt rufen
- Augentropfen nach Anordnung
- Zuversicht vermitteln
- Für Sicherheit sorgen
- ☞ Sturzprophylaxe
- Zu regelmäßigen Augenarztbesuchen raten
- Zum Führen eines Glaukompasses anleiten
- Ggf. Orientierungstraining
- Ggf. Mobilisationstraining
- Kontakt zu Selbsthilfegruppen ermöglichen

Ergebnisse prüfen

- Sehvermögen
- Wohlbefinden
- Schmerz
- Glaukompass
- Krankheitsverständnis, Compliance

Grauer Star

☞ Katarakt

Grippe

☞ Influenza

Hämatemesis

= Bluterbrechen

Informationen sammeln

- Seit wann erbricht Pat. Blut?
- Wie oft?
- Das erste Mal?

Ursachen

- Magengeschwür?
- Ösophagusvarizen?
- Sonstige?

Probleme

- Farbe des Erbrochenen?
  - Schwarz?
  - Rot?
- Kaffeesatzartig?
- Schaumig?
- Ist der ph-Wert $<$ oder $>$ 7?
- Blässe?
- Kaltschweißigkeit?
- Schockzeichen?
- Teerstuhl?
- Puls?
- Blutdruck?
- Atmung?
- Bewusstseinslage?
- Orientierung?
- Sonstige?

Ressourcen

- Pat. ist so weit selbstständig, kann Nierenschale halten oder Toilette aufsuchen
- Guter AZ/EZ
- Pat. ist orientiert
- Sonstige

Ziele festlegen

- Ursachen sind geklärt
- Die Blutung ist gestillt
- Pat. fühlt sich sicher
- Gesundheitszustand ist stabil

Maßnahmen planen

- Aufrechte Sitzposition
- Bettruhe
- Bei Bettlägerigkeit alle Prophylaxen
- Nahrungs- und Flüssigkeitskarenz
- Medikamente nach Anordnung
- Bauchdeckenentspannende Lagerung
- Ggf. Seitenlage
- Ggf. Zahnprothese herausnehmen (lassen)
- Mundpflege anbieten
- ☞ Flüssigkeitsbilanz
- Bei Ösophagusvarizen:
  - ggf. passierte Kost
  - starkes Husten vermeiden
  - bei liegender Sonde Atmung beobachten
- Gespräche
- Ernährungsberatung anbieten

Ergebnisse prüfen

- Erbrechen
- Vitalzeichen
- Ausscheidung
- Bewusstseinslage
- Orientierung
- Wohlbefinden
- Krankheitsverständnis, Compliance

Hämaturie

Informationen sammeln

Seit wann bestehen Symptome?

Ursachen

- Tumoren in Nieren und ableitenden Harnwegen?
- Steine in Nieren und ableitenden Harnwegen?
- Entzündungen in Nieren und ableitenden Harnwegen, z. B. Glomerulonephritis?
- Blutungsneigung?
- Urinkatheter? Was für einen? Seit wann?
- Sonstige?

Probleme

- Urin?
  - Mikrohämaturie?
  - Makrohämaturie?
  - Trübung?
- Menstruationsblutung?
- Übelkeit?
- Gefühl von Schwäche?
- Ödeme?
- (Kopf-)Schmerzen?
- Rückenschmerzen?
- Pulsfrequenz?
- Blutdruck?
- Temperatur?
- Atmung?
- Angst?
- Sonstige?

Ressourcen

- Ursache ist bekannt
- Pat. kann selbstständig die Toilette aufsuchen
- Pat. hat keine Schmerzen
- Pat. hat keine weiteren Erkrankungen
- Urin ist nicht stark blutig
- Sonstige

Ziele festlegen

- Pat. ist über die Bedeutung des Symptoms informiert
- Pat. fühlt sich sicher
- Ausscheidung ist normalisiert

Maßnahmen planen

- Bettruhe
- Bei Bettlägerigkeit alle Prophylaxen
- Unterstützen bei der Körperpflege
- Vitalzeichen häufig kontrollieren
- Flüssigkeitsbilanzierung
- Gewicht kontrollieren
- Diät:
  - kochsalzarm
  - eiweißarm

Ergebnisse prüfen

- Vitalzeichen
- Urin
- Wohlbefinden
- Krankheitseinsicht, Compliance

Hämorrhoiden

Informationen sammeln

- Seit wann liegen Symptome vor?
- Spricht Pat. unbefangen von ihnen oder ist es ihm peinlich?
- Welches Stadium haben die Hämorrhoiden?

Ursachen
- Übergewicht?
- Vorwiegend sitzende Tätigkeiten?
- Neigung zur Obstipation?
- Stuhl eher hart?
- Ausreichende Flüssigkeitszufuhr?
- Ballaststoffarme Ernährung?
- Sonstige?

Probleme
- Schmerzen im Analbereich?
- Blutauflagerung auf dem Stuhl?
- Jucken am After?
- Größere Knoten (Prolaps mit spontaner Reposition)?
- Brennen?
- Nässen?
- Hitzegefühl?
- Infektionen?
- Ödematöse Schwellung?
- Schleimabsonderung?
- Inkarzerierte Knoten?
- Blutungen?
- Ulzeration?
- Nekrosen?
- Thromben?
- Sonstige?

Ressourcen
- Selbstständige Hautpflege im Analbereich möglich
- Hämorrhoiden sind noch in niedrigem Stadium
- Guter AZ/EZ
- Pat. hat keine Schmerzen
- Es liegen keine Entzündungen vor
- Es liegen keine weiteren Erkrankungen vor
- Sonstige

Ziele festlegen

- Pat. kennt die Ursache und hat keine Beschwerden mehr
- Pat. wäscht die Analregion nach jedem Stuhlgang
- Pat. wendet lokal wirkende Arzneimittel an
- Pat. vermeidet langes Sitzen
- Pat. trinkt viel und isst ballaststoffreich

Maßnahmen planen

- Ggf. Reduktion von Übergewicht
- Langes Sitzen vermeiden
- ☞ Obstipationsprophylaxe
- Ballaststoffreiche Kost
- Viel zu trinken anbieten
- Waschen nach jedem Stuhlgang
- Kalte Umschläge
- Medikamente nach Anordnung
- Ernährungsberatung anbieten

Ergebnisse prüfen

- Beschwerden
- Wohlbefinden
- Krankheitsverständnis, Compliance
- Hygieneverhalten

Halluzinationen

Informationen sammeln

- Seit wann sind Halluzinationen bekannt?
- Treten sie das erste Mal in Erscheinung?
- Erhält Pat. Medikamente?
- Liegen somatische Ursachen vor?

Ursachen
- Schizophrenie?
- Delir?
- Psychose?
- Epileptischer Anfall?
- Migräneanfall?
- Dehydratation?
- Schlafmangel, -entzug?
- Sonstige?

Probleme
- Hört Pat. nicht vorhandene Stimmen oder Geräusche?
- Erteilen die Stimmen Befehle?
- Sieht Pat. nicht vorhandene Personen oder Gegenstände?
- Nimmt Pat. Berührung, Druck, Schmerz ohne vorhandenen Grund wahr?
- Nimmt Pat. nicht vorhandene Gerüche wahr?
- Fühlt sich Pat. durch die Halluzinationen bedroht?
- Sonstige?

Ressourcen
- Pat. ist seine Krankheit bekannt
- Er kann mit den Halluzinationen, soweit möglich, umgehen
- Soziales Umfeld (Familie, Freunde) ist intakt und informiert, kann auf d. Pat. eingehen
- Pat. wird medikamentös behandelt und ist gut eingestellt
- Sonstige

Ziele festlegen

- Somatische Ursachen bekannt und behoben
- Pat. hat soziale Kontakte
- Pat. kann sich mitteilen
- Pat. ist angstfrei
- Pat. ist medikamentös gut eingestellt, kennt Zweck der Medikamente und nimmt diese selbstständig
- Pat. weiß und akzeptiert, dass er Dinge wahrnimmt, die andere nicht wahrnehmen

Maßnahmen planen

- Sicherheit vermitteln
- Kurze Gespräche führen
- Ängste aussprechen lassen
- Stressursachen ermitteln
- Pat. nicht überfordern oder beängstigen
- Über unverfängliche Dinge sprechen
- Fragen, was die Stimmen sagen
- Pat. nicht berühren
- Verhindern, dass Angst entsteht
- Bei entstehender Angst beim Pat. bleiben
- Medikamente nach Anordnung
- Familie und Freunde einbeziehen

Ergebnisse prüfen

- Verhalten
- Krankheitsverständnis, Compliance, auch der Angehörigen
- Wohlbefinden

Harninkontinenz

Informationen sammeln

- Seit wann liegen Symptome vor?
- Spricht d. Pat. unbefangen von ihnen oder ist es ihm peinlich?
- Verwendet er Hilfsmittel?

Ursachen

- Blasenerkrankungen?
  - Entzündungen?
  - Steine?
  - Tumoren?
- Querschnittslähmung?
- Multiple Sklerose?
- Neurologische Erkrankungen, z. B. Schlaganfall?
- Nebenwirkungen von Medikamenten (Sedativa)?
- Schwangerschaft?
- Geburten?
- Frühere Operationen an Uterus, Blase, Prostata?
- Ist der Weg zur Toilette zu lang?
- Sehbehinderung?
- Ungewohnte Umgebung?
- Prostatahypertrophie?
- Sonstige?

Probleme

- Starker Harndrang?
- Häufiger Harndrang?
- Schwitzen?
- Unruhe?
- Füllungszustand der Blase?
- Schmerzen oder Brennen beim Wasserlassen?
- Blasenspasmen?
- Urinabgang?
  - Kleine Mengen ohne Harndrang?
  - Beim Husten, Niesen, Pressen, Heben?
  - Beim Stehen, Bewegen, Aufstehen?
  - Im Liegen?
- Zwanghafter Harndrang?
- Nykturie?
- Übergewicht?
- Restharn?
- Bewusstseinslage?
- Psychische Belastungen?
- Angst?
- Einsamkeit?
- Sonstige?

Ressourcen

- Bewusstsein für Inkontinenz ist vorhanden
- Empfinden für Blasenfüllung ist vorhanden
- Anhalten des Wasserstrahls ist möglich
- Pat. kennt Hilfsmittel und weiß sie anzuwenden
- Pat. ist orientiert
- Pat. kann die Toilette selbstständig aufsuchen
- Pat. kann seine Kleidung selbstständig an- und ablegen
- Sonstige

Ziele festlegen

- Art der Inkontinenz ist bekannt
- Komplikationen und Folgeschäden, z. B. Entzündungen, Intertrigo, sind verhindert bzw. frühzeitig erkannt worden
- Pat. kennt die Ursachen und arbeitet an deren Bewältigung mit

- Pat. kann mit dem Symptom umgehen und kennt Hilfsmittel
- Pat. hat eine bessere Kontrolle über die Urinausscheidung
- Pat. beherrscht Beckenbodengymnastik
- Pat. hat soziale Kontakte und nimmt am gesellschaftlichen Leben teil

Maßnahmen planen

- Hilfestellung für den Weg zur Toilette
- Miktionsprotokoll
- Über Hilfsmittel informieren, verschiedene Einlagen zur Probe anbieten, Kontrolle, mit welcher d. Pat. am besten zurechtkommt
- Zuwendung und Gespräch
- Toilettentraining
- Informieren über:
  - geeignete Kleidung
  - Inkontinenzhilfsmittel
  - ggf. Selbsthilfegruppen
- Unterstützung bei Bedarf:
  - Wechseln von Inkontinenzhilfsmitteln
  - Intimpflege durchführen
- Hautpflege/Intimpflege
- Pat. ggf. sensibel über Uringeruch informieren, zu regelmäßigem Kleidungswechsel anregen
- Ausreichend zu trinken anbieten
- Gedächtnistraining anbieten
- Beckenbodengymnastik
- Selbstkatherisierung erlernen lassen
- Ggf. Diät zur Gewichtsreduktion
- Bei Überlaufblase:
  - Einmalkatetherisieren nach Anordnung
  - Medikamente nach Anordnung
- Weitere Therapien mit d. Pat./im therapeutischen Team gemeinsam planen, z. B. Ergotherapie, Krankengymnastik

Ergebnisse prüfen

- Menge und Häufigkeit der Urinausscheidung
- Orientierungsvermögen
- Haut im Genital- und Gesäßbereich
- Gewicht
- Wohlbefinden, Verhalten
- Anwenden von Hilfsmitteln
- Problemverständnis, Compliance

Harnverhalt

Informationen sammeln

- Seit wann liegt ein Harnverhalt vor?
- Ist dies das erste Mal?

Ursachen
- Zustand nach Operation?
- Zustand nach Schlaganfall?
- Gynäkologische Erkrankung?
- Vergrößerte Prostata?
- Chronische Obstipation?
- Harnröhre durchgängig?
- Blasen und Harnröhrentumoren?
- Bandscheibenvorfall?
- Polyneuropathie (Diabetes)?
- Nebenwirkungen von Medikamenten?
- Scham (Bettpfanne)?
- Sonstige?

Probleme
- Urinausscheidung?
  - Häufige, geringe Mengen?
  - Keine?
  - Inkontinenz durch Überlaufblase?
  - Harnträufeln?
  - Dysurie?
- Unruhe?
- Unterbauchschmerz?
- Verhärtung im Unterbauch?
- Blutdruck?
- Puls?
- Temperatur?
- Schmerzen?
- Sonstige?

Ressourcen
- Pat. ist orientiert und bei Bewusstsein
- Pat. ist kreislaufstabil
- Ursache ist bekannt
- Sonstige

Ziele festlegen

- Pat. kann normal Wasser lassen
- Urinstau und -reflux sind verhindert bzw. frühzeitig erkannt worden
- Nierenschäden sind verhindert bzw. frühzeitig erkannt worden

Maßnahmen planen

- Bei Bettruhe Pat. im Bett aufrichten (Kopfteil hochstellen)
- Pat. vor Blicken schützen und alleine lassen
- Toilettenstuhl oder Gang zur Toilette, wenn Aufstehen erlaubt und möglich ist
- Wasserhahn am Waschbecken aufdrehen
- Medikamente nach Anordnung
- Katheterisieren nach Anordnung

Ergebnisse prüfen

- Urinausscheidung
- Entspannter Bauch
- Puls
- Urinmenge
- Wohlbefinden
- Bewusstseinszustand

Harnwegsinfektion

Informationen sammeln

- Seit wann liegt eine Infektion vor?
- Ist es die erste Infektion? Wenn nein, wie wurden die anderen behandelt?

Ursachen

- Verkühlung? Sitzen auf kalten Steinen?
- Dauerkatheter? Seit wann?
- Falsche Intimpflege bei Frauen?
- Diabetes mellitus?
- Abflusshindernisse?
- Sonstige?

Probleme

- Häufiger Harndrang?
- Viele, kleine Mengen Urin?
- Brennen und Schmerzen beim Wasserlassen?
- Krampfartige Schmerzen oberhalb des Schambeins?
- Hämaturie?
- Temperatur?
- Sonstige?

Ressourcen

- Pat. trinkt genug
- Pat. kennt Strategien gegen die Infektion, z. B. Trinken von Blasen- und Nierentee
- Selbstständige Intimpflege und Toilettengang ist möglich
- Keine weiteren Erkrankungen
- Guter Allgemeinzustand
- Sonstige

Ziele festlegen

- Temperatur ist im Normbereich
- Pat. fühlt sich wohl
- Pat. kann schmerzfrei Wasser lassen
- Komplikationen (Nierenerkrankungen) sind vermieden bzw. frühzeitig erkannt worden
- Pat. weiß, wie es zu Infektionen kommt und kennt Maßnahmen der Intimpflege
- Pat. weiß, dass der Infekt nur ausheilt, wenn Antibiotika regelmäßig und ausreichend lange eingenommen werden
- Pat. trinkt ca. 2000 ml am Tag
- Pat. hat Schmerzen von nicht mehr als 3/10 analog der Numerischen Rangskala

Maßnahmen planen

- Viel zu trinken anbieten, z. B. Tee (Blasen- u. Nierentee), Wasser, Schorlen
- Bei Harndrang sofort die Blase entleeren (lassen)
- Flüssigkeitsbilanz
- Lokale Wärme
- Medikamente nach Anordnung
- Schmerzmanagement durchführen
- Ggf. Bettruhe
- Sitzbäder
- Informieren über Vermeidungsmöglichkeiten, z. B. Intimhygiene, wärmere Kleidung

Ergebnisse prüfen

- Temperatur
- Harndrang
- Miktion
- Beschwerden beim Wasserlassen
- Wohlbefinden
- Schmerzen
- Krankheitsverständnis, Ursache und Compliance
- Hygieneverhalten

Haut, trockene

Informationen sammeln

- Seit wann liegt sehr trockene Haut vor?
- Wie behandelt d. Pat. diese? Welche Cremes werden verwendet?

Ursachen

- Krankheit?
  - Psoriasis?
  - Ekzeme?
  - Bestrahlung bei Krebserkrankung?
- Badet Pat. viel und lange?
- Verminderte Flüssigkeitszufuhr?
- Sonstige?

Probleme

- Ist die Haut:
  - schuppig?
  - gerötet?
  - pergamentartig?
- An welchen Körperstellen ist die Haut trocken?
- Verspürt d. Pat.:
  - Juckreiz?
  - Stechen?
  - Brennen?
- Sonstige?

Ressourcen

- Pat. benutzt adäquate Hautpflegemittel
- Pat. kann diese selbstständig anwenden
- Pat. trinkt ausreichend
- Pat. trinkt selbstständig
- Sonstige

Ziele festlegen

- Ursachen sind ermittelt und werden gemieden
- Haut ist geschmeidig und schützt vor Infektionen
- Haut ist und bleibt intakt
- Pat. weiß über geeignete Hautpflege Bescheid und führt sie durch
- Wichtigkeit intakter Haut ist erkannt

Maßnahmen planen

- Auf ausreichende Flüssigkeitszufuhr achten
- ☞ Dehydratationsprophylaxe
- Eher Duschen als Baden
- Wassertemperatur nicht zu heiß
- Haut-ph-neutrale Seife oder Syndets
- Ggf. auf Waschzusatz verzichten
- Haut immer gut abtrocknen
- ☞ Intertrigoprophylaxe
- Ölbad → Vorsicht: Rutschgefahr beim Aussteigen!
- Haut rückfetten: Wasser-in-Öl-Präparate sind besser als Öl-in-Wasser-Präparate
- Beratungsgespräche zur Hautpflege

Ergebnisse prüfen

- Haut
- Wohlbefinden
- Flüssigkeitsbilanz
- Krankheitsverständnis, Compliance

Hemiparese/Hemiplegie

Informationen sammeln

- Seit wann besteht die Hemiplegie?

Ursachen
- Apoplektischer Insult
- Hirntumor
- Schädel-Hirn-Trauma (SHT)?
- Sonstige?

Probleme
- Welche Seite ist gelähmt?
- Schlaffe Lähmung?
- Spastische Lähmung?
- Schmerzhafte Schulter?
- Subluxierte Schulter?
- Schulter-Hand-Syndrom?
- Pusher-Syndrom?
- Halbseitige Gesichtslähmung?
- Sehstörungen?
- Schluckstörungen?
- Sprechstörungen?
- Sprachstörung?
- Bewusstseinsveränderung?
- Erbrechen?
- Sensibilitätsstörungen?
- Inkontinenz?
- Atmung?
- Pulsfrequenz?
- Blutdruck?
- Stimmungswechsel?
  - Depression?
  - Aggression?
- Gleichgewichtsstörung?
- Sonstige?

Ressourcen
- Pat. kann die stärker betroffene Seite einsetzen
- Pat. kennt Strategien und Mobilisationstechniken
- Guter AZ/EZ
- Keine weiteren, erschwerenden Erkrankungen liegen vor
- Pat. ist orientiert
- Pat. ist motiviert
- Intaktes soziales Umfeld
- Sonstige

Ziele festlegen

- Pat. fühlt sich sicher
- Spastizität wird verhindert bzw. frühzeitig erkannt
- Pat. gewinnt Selbstständigkeit zurück
- Pat. nimmt stärker betroffene Körperhälfte wahr
- Pat. kann normale Bewegungsabläufe durchführen

Maßnahmen planen

- Gemeinsam mit Physiotherapie, Ergotherapie, Ärzten und anderen Therapeuten einen Pflege-, Bewegungs- und Therapieplan aufstellen, gemeinsam Ziele setzen
- Pflege nach dem Bobath-Konzept
- Alle Prophylaxen
- Frühmobilisation
- Krankenbeobachtung
- Vorhandene Fähigkeiten erkennen und fördern
- Hilfe bei alltäglichen Verrichtungen
- Konzepte zur Wahrnehmungsförderung einsetzen, z. B. Basale Stimulation®
- Klare taktile Reize setzen
- Den Schluckstörungen angepasste Kost anbieten
- Mundpflege nach dem Essen
- Versorgen mit Inkontinenzhilfsmitteln
- Ggf. Anleitung zur Benutzung von Inkontinenzhilfsmitteln
- Toilettentraining
- Langsam und in kurzen Sätzen sprechen
- Pat. zum Verstehen und Antworten Zeit lassen
- Sprechübungen zur Unterstützung der logopädischen Therapie
- Möbel und Gebrauchsgegenstände so aufstellen, dass sie nur über die stärker betroffene Seite sichtbar und erreichbar sind
- Normalisierung des Muskeltonus
- Spastikhemmende Lagerung
- Förderung der normalen Bewegung
- Aktive und passive Bewegungsübungen zur Unterstützung der physiotherapeutischen Therapie
- Frührehabilitation
- Auf nonverbale Signale achten (Schmerzäußerung)
- Verständnis zeigen
- Pat. ermuntern und Mut machen
- Beratungsgespräche
- Informationsmaterial empfehlen
- Ggf. Kontakt zu Selbsthilfegruppen herstellen
- Angehörige, wenn gewünscht, anleiten und in die Pflege einbeziehen

Ergebnisse prüfen

- Vitalzeichen
- Haut
- Schleimhäute
- Mimik
- Schluckfähigkeit
- Sprache
- Wahrnehmungsfähigkeit
- Gedächtnis
- Bewusstsein
- Reaktionsfähigkeit
- Beweglichkeit
- Muskeltonus
- Haltung
- Gewicht
- Ausscheidung
- Wohlbefinden
- Krankheitsverständnis, Compliance
- Motivation

Hepatitis

Informationen sammeln

- Seit wann liegt Hepatitis vor?
- War Pat. auf Fernreisen?
- Gehört Pat. zur Risikogruppe von Hepatitis A oder B?
- Hatte Pat. bereits früher eine Leberentzündung?

Ursachen
- Akut?
- Chonisch?
- Virushepatitis?
- Welcher Typ?
- Alkoholabusus?
- Sonstige?

Probleme
- Appetitlosigkeit?
- Müdigkeit?
- Übelkeit?
- Brechreiz?
- Diarrhö?
- Gelenk- und Muskelschmerzen?
- Graugelber Stuhl?
- Brauner Urin?
- Druckschmerzhafte Leber?
- Juckreiz?
- Ikterus?
- Pulsfrequenz?
- Blutdruck?
- Temperatur?
- Schmerzen?
- Gewicht?
- Aszites?
- Infektiösität?
- Sonstige?

Ressourcen
- Ursache ist bekannt
- Pat. hat keine weiteren Erkrankungen
- Guter AZ/EZ
- Sonstige

Ziele festlegen

- Pat. ist beschwerdefrei und fühlt sich wohl
- Pat. ist über seine Erkrankung und die notwendigen Maßnahmen informiert
- Pat. verhält sich den hygienischen und gesundheitlichen Erfordernissen entsprechend

Maßnahmen planen

- Körperliche Schonung
- Ggf. Unterstützung bei alltäglichen Verrichtungen
- Ggf. warme Wickel bei Oberbauchschmerzen
- Ggf. Diät: fettarm, keine blähenden Speisen
- Alkoholkarenz
- Medikamente nach Anordnung; keine leberschädigenden Medikamente
- Separates Waschbecken
- Separate Toilette
- Hygieneartikel des Pat. beschriften und gesondert aufbewahren
- Ggf. Einzelzimmer
- Pat. evtl. auf Infektionsstation verlegen
- Einmalhandschuhe und Schutzkittel bei Kontakt mit Blut und Ausscheidungen tragen
- Gesundheitsberatung bezüglich Lebensweise und Ernährung

Ergebnisse prüfen

- Laborwerte
- Vitalzeichen
- Gewicht
- Haut
- Skleren
- Wohlbefinden
- Krankheitsverständnis, Compliance

Informationen sammeln

- Seit wann hat Pat. Beschwerden?
- Befindet er sich in ärztlicher Behandlung?
- Welche Medikamente nimmt Pat. ein?
- Helfen diese?
- Welche anderen Strategien verschaffen d. Pat. Wohlbefinden?

Ursachen
- Entzündliche Herzerkrankung?
- Zustand nach Herzinfarkt?
- Herzmuskelerkrankungen?
- Organerkrankungen?
  - Lunge?
  - Leber?
  - Niere?
- Medikamente (Nebenwirkungen)?
- Sonstige?

Probleme
- Herzrhythmusstörungen?
- Beschwerden bei normaler Belastung?
- Erhebliche Leistungsminderung?
- Ruhedyspnoe?
- Lungenödem?
- Pleuraerguss?
- Hustenreiz?
- Rasselgeräusch beim Atmen?
- Schaumig-rotes Sputum?
- Zyanose?
- Gewicht?
- Verwirrtheit?
- Benommenheit?
- Schwäche?
- Müdigkeit?
- Unruhe?
- Angst?
- Vorübergehende Sprachstörung?
- Vorübergehende Sehstörung?
- Nykturie?
- Beinödeme?
- Lagerungsbedingte Ödeme?
- Aszites?
- Halsvenenstau?
- Appetitlosigkeit?
- Obstipation?
- Pulsfrequenz?
- Pulsqualität?
- Blutdruck?
- Gewicht?
- Sonstige?

Ressourcen
- Pat. ist mobil, kann sich selbstständig bewegen
- Pat. ist orientiert, bei Bewusstsein
- Pat. hat Krankheitsverständnis
- Pat. kann mit Sauerstoffsonden umgehen
- Pat. ist schmerzfrei
- Pat. hat Vertrauen in das therapeutische Team
- Pat. war vor der Erkrankung sportlich, hat gesund gelebt
- Sonstige

Ziele festlegen

- Kreislauf ist entlastet
- Pat. schätzt eigene Situation und momentane Fähigkeiten realistisch ein
- Pat. fühlt sich wohl
- Pat. atmet normal
- Pat. nimmt am gesellschaftlichen Leben teil

Maßnahmen planen

- ☞ Flüssigkeitsbilanz
- Hilfe bei alltäglichen Verrichtungen
- Körperliche Schonung
- Bequeme Kleidung
- Frische Luft
- Kälte vermeiden
- Ruhe vermitteln
- Ggf. Bettruhe
- Bei Bettlägerigkeit alle Prophylaxen
- Oberkörperhochlagerung
- Gesundheitsberatung
- Medikamente nach Anordnung
- Sauerstoff nach Anordnung
- Wunschkost bei Appetitlosigkeit
- Mahlzeiten:
  - viele kleine, kochsalzarm
  - keine blähenden, fettreichen
- Beschränkung der Trinkmenge
- Ggf. Diät zu Gewichtsreduktion
- Darmtätigkeit anregen
- Entspannungstechniken empfehlen
- Kontakt zu Selbsthilfegruppen herstellen
- Angehörige einbeziehen

Ergebnisse prüfen

- Gewicht
- Stuhlgang
- Vitalzeichen
- Flüssigkeitsbilanzierung
- Bewusstseinslage
- Sputum
- Ödeme
- Haut
- Wohlbefinden
- Schmerzen
- Krankheitsverständnis, Compliance

Herzrhythmusstörungen

Informationen sammeln

- Seit wann liegen Herzrhythmusstörungen vor?
- Welche Form von Herzrhythmusstörung liegt vor?
- Ist Pat. in ärztlicher Behandlung?
- Werden die Rhythmusstörungen medikamentös behandelt?
- Nimmt Pat. Medikamente selbstständig ein?

Ursachen

- Herzerkrankung?
- Funktionsstörung der Schilddrüse?
- Medikamente (Nebenwirkungen)?
- Elektrolytverschiebungen im Blut?
- Anämie?
- Angina-pectoris-Anfälle?
- Lebensweise d. Pat.?
- Sonstige?

Probleme

- Klagt Pat. über:
  - Herzklopfen?
  - Herzstolpern?
  - Herzjagen?
- Plötzliche Anfälle von Herzrasen?
- Aufregung?
- Angst?
- Schwindel?
- Benommenheit?
- Mattigkeit?
- Vorübergehende Sprachstörungen?
- Vorübergehende Sehstörungen?
- Synkopen?
- Dyspnoe?
- Pulsfrequenz?
- Pulsqualität?
  - Weich/hart?
  - Gefüllt/fadenförmig?
- Blutdruck?
- Gefahr einer Thrombose/Embolie?
- Sonstige?

Ressourcen

- Pat. kann sich selbstständig versorgen
- Pat. hat keine Schmerzen
- Pat. hat keine zusätzlichen Erkrankungen
- Pat. ist medikamentös gut eingestellt
- Guter AZ/EZ
- Sonstige

Ziele festlegen

- Pat. kennt Maßnahmen, die die Belastung des Herzens verringern
- Pat. kann eigene Angst äußern und damit umgehen
- Medikamentöse Einstellung, hohe Compliance
- Pat. ist über gesunde Lebensführung aufgeklärt
- Pat. hat sein Leben so umgestellt, dass krankheitsbegünstigende Faktoren minimiert sind

Maßnahmen planen

- Sicherheit und Ruhe vermitteln
- Ggf. Bettruhe
- Ggf. Hilfe bei alltäglichen Verrichtungen
- Bei Bettlägerigkeit alle Prophylaxen
- Ständige Beobachtung
- Medikamente nach Anordnung
- Ängste aussprechen lassen
- Beratungsgespräche über:
  - Vermeiden körperlicher Belastungen
  - Vermeiden seelischer Belastungen
  - gesunde Lebensführung
  - Schrittmacher- oder AICD-Implantation
- Entspannungstechniken empfehlen
- Kontakt zu Selbsthilfegruppen ermöglichen
- Angehörige einbeziehen

Ergebnisse prüfen

- Vitalzeichen
- Wohlbefinden
- Bewusstsein
- Appetit
- Krankheitsverständnis, Compliance

Informationen sammeln

- Seit wann ist Infektion bekannt?
- Nimmt Pat. Medikamente?
- Ist sein Umfeld informiert?
- Wie gut kennt sich Pat. über die Infektion aus? Spricht er darüber?
- Ist bereits AIDS ausgebrochen, akut oder vor längerer Zeit?

Probleme

- Schwäche?
- Hauttumoren (Kaposisarkom)?
- Enzephalopathie?
- Thrombozytopenie?
- Anämie?
- Leukopenie?
- Liegen Sekundärinfektionen vor?
  - Pilzbefall?
  - Warzen?
  - Hautinfektionen?
  - Lungeninfektionen?
  - Husten?
  - Darminfektionen?
- Diarrhö?
- Pulsfrequenz?
- Blutdruck?
- Temperatur?
- Gewicht?
- Sonstige?

Ressourcen

- AIDS ist nicht ausgebrochen
- Pat. hat Krankheitsverständnis und kennt Zusammenhänge
- Pat. kennt Übertragungswege
- Sein soziales Umfeld ist informiert und einbezogen
- Pat. nimmt Medikamente selbstständig ein, hohe Compliance
- Guter AZ/EZ
- Pat. ist mobil und selbstständig
- Sonstige

Ziele festlegen

- Pat. ist informiert und erhält psychische Unterstützung
- AIDS bricht nicht aus
- Pat. nimmt am gesellschaftlichen Leben teil
- Pat. hat keine Folgeerkrankungen
- Pat. ist medikamentös gut eingestellt

Maßnahmen planen

- Unterstützen bei alltäglichen Verrichtungen
- Über gesunde Lebensführung informieren
- Über Ansteckungsmöglichkeiten informieren
- Einmalhandschuhe beim Waschen, beim Umgang mit Sekret und Ausscheidungen und beim Verbandswechsel tragen
- Vermeiden von Verletzungen des Pat.
- Einmalmaterial verwenden
- Kontaminiertes Material getrennt entsorgen
- Laborproben besonders kennzeichnen
- Vor jeder Untersuchung das durchführende Personal informieren

Zusätzlich bei Ausbruch von AIDS

- Toilettenstuhl bei Diarrhö
- Ggf. Gespräche über die Situation und evtl. das Lebensende
- Evtl. Kontakte zu einem Hospiz herstellen
- Hautpflege
- Mundpflege
- Ggf. Mundschutz
- Einzelzimmer und strenge Hygienemaßnahmen bei Sekundärinfektionen

Ergebnisse prüfen

- Grunderkrankung
- Sekundärinfektionen
- Haut
- Gewicht
- Vitalzeichen
- Wohlbefinden
- Krankheitsverständnis, Compliance
- Akzeptanz der Infektion

Husten

Informationen sammeln

- Seit wann hustet Pat.?
- Wie oft hustet Pat.?
- Wie stark hustet Pat.?

Ursachen

- Erkältung/Grippe?
- Bronchitis?
- COPD?
- Asthma bronchiale?
- Pneumonie?
- Bronchialkarzinom?
- Tuberkulose?
- Keuchhusten?
- Sonstige?

Probleme

- Akut?
- Chronisch?
- Rezidivierend?
- Produktiv?
- Sputum?
  - Farbe?
  - Geruch?
  - Beschaffenheit?
  - Menge?
  - Beimengungen?
- Unproduktiv?
- Puls?
- Blutdruck?
- Temperatur?
- Sonstige?

Ressourcen

- Pat. kann selbstständig abhusten
- Pat. kennt Strategien, z. B. Inhalation, Tees, zur Linderung des Hustens und setzt diese gezielt ein
- Pat. kann nachts schlafen
- Guter AZ/EZ
- Es liegen keine weiteren Erkrankungen vor
- Sonstige

Ziele festlegen

- Die Ursache ist bekannt
- Bronchialsekret ist gelöst und wird abgehustet
- Hustenreiz ist gemildert
- Pat. fühlt sich wohl

Maßnahmen planen

- Pflege entsprechend der Grunderkrankung
- Bei Bettlägerigkeit alle Prophylaxen
- Flüssigkeitsbilanz
- Viel zu trinken anbieten
- Beim Umgang mit Sputum Einmalhandschuhe tragen
- Papiertücher und Abwurf in Reichweite d. Pat. bringen
- Medikamente nach Anordnung
- Pat. evtl. beim Sekretabhusten unterstützen

Ergebnisse prüfen

- Husten
- Sputum
- Vitalzeichen
- Schmerzen
- Wohlbefinden
- Krankheitsverständnis, Compliance

> Sich vom Pat. nicht direkt anhusten lassen

Informationen sammeln

- Seit wann liegen Anzeichen von Hypercholesterinämie vor?
- Wird Pat. bereits behandelt?
- Welche Medikamente nimmt Pat. ein?
- Sind diese wirksam?

Ursachen

- ☞ Diabetes mellitus
- Schilddrüsenunterfunktion?
- Nierenerkrankungen?
- Medikamente (Nebenwirkungen)?

Probleme

- Zeichen von Arteriosklerose?
  - Herzinfarkt?
  - Schlaganfall?
- Gelbliche Fettablagerung im Bereich der Augenlider?
- Ringförmige, weiße Hornhauttrübung?
- Blutfettwerte?
- Gewicht?
- Ernährungsverhalten?
  - Vorzugsweise fettreiche Ernährung?
  - Wie viel Alkohol trinkt Pat.?
- Lebensweise?
  - Raucht Pat.?
- Sonstige?

Ressourcen

- Pat. ernährt sich gesund bzw. ist bereit, sich gesund zu ernähren
- Guter Allgemeinzustand
- Keine weiteren Erkrankungen liegen vor
- Pat. bewegt sich ausreichend
- Pat. strebt Gewichtsabnahme an
- Sonstige

Ziele festlegen

- Koronare Herzkrankheit (KHK) ist vermieden bzw. frühzeitig erkannt worden
- Pat. ist über Diät informiert
- Familie des Pat. unterstützt ihn bzw. stellt Lebensstil ebenfalls um
- Pat. stellt Ernährungs- und Lebensgewohnheiten dauerhaft um

Maßnahmen planen

- Medikamente nach Anordnung
- Gesundheitsberatung
- Diät: fett- und cholesterinarm, wenig Zucker, ballaststoffreich
- Alkoholkarenz
- Rauchen einstellen
- Pat. zu lebenslanger Ernährungsumstellung motivieren
- Ernährungsberatung anbieten
- Zu Bewegung raten
- Kontakt zu Selbsthilfegruppen herstellen

Ergebnisse prüfen

- Laborwerte
- Gewicht
- Vitalzeichen
- Wohlbefinden
- Krankheitsverständnis, Compliance

Hyperglykämie

☞ auch Diabetes mellitus

Informationen sammeln

Ursachen

- Ist Diabetes bekannt, z. B. Typ 1?
- Therapie mit Cortison?
- Sonstige?

Probleme

- Wie hoch ist der Blutzucker?
- Starker Durst?
- Urin?
  - Menge?
  - Farbe?
- Übelkeit?
- Bauschmerzen?
- Schwäche?
- Haut?
- Atmung?
  - Azetongeruch?
- Schlaffe Muskulatur?
- Krämpfe?
- Bewusstseinszustand?
- Orientierung?
- Pulsfrequenz?
- Blutdruck?
- Gewicht?
- Sonstige?

Ressourcen

- Pat. kennt Ursache der Hyperglykämie
- Pat. kann BZ-Werte selbst kontrollieren
- Pat. kann selbst Insulin spritzen
- Pat. führt ein Diabetikertagebuch
- Pat. ist orientiert
- Guter Allgemeinzustand d. Pat.
- Sonstige

Ziele festlegen

- Blutzuckerspiegel ist normal
- Pat. kennt die Ursache und richtet das Verhalten danach
- Pat. kommt mit Diät zurecht und setzt diese auch zu Hause um
- Pat. akzeptiert die Therapie
- Pat. nimmt Blutzuckertabletten regelmäßig vor den Mahlzeiten ein bzw. spritzt Insulin
- Hyperglykämie wird rechtzeitig erkannt
- Pat. misst Blutzucker selbst und kann entsprechend reagieren

> Bei Koma/Schock nie auf Verdacht Insulin geben!

Maßnahmen planen

- Blutzuckerschnelltest
- Insulin nach Anordnung
- Viel zu trinken anbieten
- Beratungsgespräche
- Pat. zum richtigen Gebrauch von Insulin anleiten
- Ernährungsberatung anbieten
- Ggf. Gedächtnistraining
- Bei Bewusstseinsstörungen Pat. hinlegen
- ☞ Sturzprophylaxe
- Kontakt zu Selbsthilfegruppen herstellen
- Angehörige und Umfeld, z. B. Schule, in Notfallmaßnahmen einweisen
- Ggf. Neueinstellung der Medikamenten- oder Insulinmenge

Ergebnisse prüfen

- Laborwerte
- Flüssigkeitsbilanzierung
- Vitalzeichen
- Bewusstseinslage
- Krankheitsverständnis, Compliance

Hyperthermie

☞ Fieber

Informationen sammeln

- Ist Hypertonie bekannt?
- Wenn ja, seit wann?
- Nimmt Pat. Medikamente ein?
- Gewicht?
- Raucht Pat.?

Ursachen
- Nierenerkrankungen?
- Hormonelle Erkrankungen?
- Medikamente (Nebenwirkungen)?
- Stress?
- Nervosität?
- Schwangerschaft?
- Sonstige?

Probleme
- Blutdruck?
- Puls?
- Symptomfrei?
- Nasenbluten?
- Gedächtnisstörung?
- Schlafstörungen?
- Hypertensive Krise: RR > 220/120 (oft ohne Symptome)?
- Warnzeichen?
  - Kopfschmerzen?
  - Sehstörungen?
  - Unruhe?
  - Schwindel?
  - Übelkeit?
  - Sprachstörungen?
  - Angina-pectoris-Anfall?
- Sonstige?

Ressourcen
- Ursachen sind bekannt
- Pat. spürt Blutdruckanstieg
- Pat. kann Blutdruck selbst messen
- Pat. ist medikamentös eingestellt
- Sonstige

Ziele festlegen

- Ursachen sind geklärt
- Blutdruck ist im Normbereich
- Arteriosklerose ist vermieden
- Folgekrankheiten, wie z.B. KHK, Herzinfarkt, Schlaganfall, Durchblutungsstörungen peripher und zentral, Nierenerkrankungen und Aneurysma, sind vermieden bzw. frühzeitig erkannt worden
- Pat. kennt das Risiko des Rauchens
- Pat. trinkt wenig Alkohol
- Pat. akzeptiert die Therapie
- Pat. kennt die Bedeutung einer Gewichtsreduktion
- Pat. ernährt sich ausgewogen und dem Kalorienbedarf entsprechend

> Die Hypertonie verursacht meist keine Beschwerden. Zu Beginn der Therapie leidet d. Pat. manchmal unter den Nebenwirkungen der Medikamente und nimmt sie deshalb nicht ein.

Maßnahmen planen

- Ggf. Gewichtsreduktion
- Salzarme Diät
- Medikamente nach Anordnung
- Informationsgespräche über:
  - Vermeidung von Folgekrankheiten
  - Akzeptanz der Therapie
  - Meiden von Alkohol
  - Nikotinverzicht
  - Stressabbau
  - angepasstes körperliches Training (Ausdauertraining)
- Regelmäßige Blutdruckkontrolle
- Ernährungsberatung anbieten
- Angehörige einbeziehen
- Entspannungstechniken empfehlen

Ergebnisse prüfen

- Vitalzeichen
- Gewicht
- Flüssigkeitsbilanz
- Krankheitsverständnis, Compliance

Informationen sammeln

- Seit wann treten die Anfälle auf?
- In welchen Situationen kommt es zur Hyperventilation?
- Wie oft hyperventiliert der Pat.?
- Dauer und Schwere der Hyperventilation?
- Sind psychische Probleme/Erkrankungen bekannt?

Ursachen

- Psychogene Hyperventilation (Angst, Stress, Aufregung)?
  - Akut oder chronisch?
- Symptom einer anderen Erkrankung?
  - Herz-Kreislauferkrankung?
  - ZNS-Erkrankung?
  - Lungenerkrankung?
- Metabolisch?
- Kompensatorisch als Reaktion auf einen Sauerstoffmangel?
- Medikamente, Drogen?

Probleme

- Intensität?
  - Schwindel?
  - Benommenheit?
  - Bewusstseinsstörungen?
  - Pfötchenstellung der Hände? (Hyperventilationstetanie)
  - Bewusstlosigkeit?
- Gefühllosigkeit, Kribbeln und Zittern an Extremitäten?
- Kribbeln und Taubheitsgefühl in der Mundregion?
- Druck und Engegefühl über dem Thorax?
- Gefühl, nicht richtig durchatmen zu können?
- Atemnot?
- Schwitzen?
- Übelkeit?
- Herzklopfen?
- Tachypnoe?
- Erstickungsangst?
- Muskelschmerzen?
- Kopfschmerzen?

Ressourcen

- Pat. kennt auslösende Faktoren
- Pat. versteht den Entstehungsmechanismus der Symptome
- Pat. ist bereit, ggf. psychotherapeutische Hilfe anzunehmen
- Guter AZ/EZ
- Sonstige

Ziele festlegen

- Atemstörung ist beseitigt
- Pat. kennt Zusammenhänge, die zur Hyperventilation führen
- Pat. beherrscht Strategien zur Vermeidung eines Anfalls
- Pat. kennt und beherrscht Möglichkeiten zur Selbsthilfe bei Hyperventilation

Maßnahmen planen

- Ruhe und Sicherheit vermitteln
- Oberkörperhochlagerung
- Angst abbauen
- Bei psychogener Störung:
  - im Anfall: Beruhigen und Rückatmung in eine vorgehaltene Plastiktüte o. gewölbte Hand
  - medikamentöse Sedierung nach Anordnung
  - Anleitung zur Selbsthilfe, z. B. Atemschulung, Beratung über Entspannungsverfahren
  - psychotherapeutische Beratung empfehlen
- Bei organischer Ursache Pflege der Grunderkrankung

Ergebnisse prüfen

- Atmung
- Bewusstseinslage
- Vitalzeichen
- Wohlbefinden
- Strategien
- Verständnis, Compliance

☞ auch Diabetes mellitus

Informationen sammeln

- Ist Diabetes bekannt?
- Wenn ja, seit wann?
- Hat Pat. gegessen?
- Wann hat Pat. zuletzt gegessen?
- Nimmt Pat. regelmäßig Medikamente ein?

Ursachen

- Ungewöhnliche körperliche Anstrengung bei Diabetes mellitus?
- Einnahme-, Spritzenfehler: Überdosierung oraler Antidiabetika o. von Insulin?
- Nahrungsverlust durch Erbrechen
- Sonstige?

Probleme

- Wie hoch ist der Blutzucker?
- Unruhe?
- Tremor?
- Heißhunger?
- Angespannte Muskulatur?
- Kalter Schweiß?
- Sehstörungen?
- Sprachstörungen?
- Konzentrationsstörungen?
- Bewusstseinseintrübung?
- Bewusstlosigkeit?
- Bewegungsstörungen?
- Lähmungserscheinungen?
- Zerebrale Krampfanfälle?
- Treten die Anfälle v.a. nachts auf?
- Pulsfrequenz?
- Blutdruck?
- Temperatur?
- Atmung?
- Orientierung?
- Sonstige?

Ressourcen

- Pat. bemerkt Hypoglykämie
- Pat. kann selbstständig BZ-Wert messen
- Pat. kennt seine Erkrankung und verhält sich entsprechend
- Pat. ernährt sich regelmäßig und nach Diät
- Guter Allgemeinzustand
- Pat. ist orientiert/wach
- Pat. verfügt über Notfallmedikamente und kann diese, genau wie seine Angehörigen/Freunde, einsetzen
- Sonstige

Ziele festlegen

- Blutzucker ist im Normbereich
- Pat. ist über die Ursache informiert und richtet das Verhalten danach
- Pat. kennt Symptome der Hypoglykämie
- Pat. misst Blutzucker selbst und kann reagieren
- Pat. kennt die Bedeutung regelmäßiger Mahlzeiten, versteht Zusammenhang von Insulin und Nahrungsaufnahme
- Angehörige und soziales Umfeld, z.B. Arbeitskollegen, kennen Notfallmedikamente und können diese einsetzen

Maßnahmen planen

- Traubenzuckerpaste verabreichen
- Glukagoninjektion durchführen (Notfallspritze)
- Kalorienreiche Getränke, z. B. Orangensaft, zu trinken geben
- Kalorienreiche Nahrungsmittel, z. B. Banane, zu essen geben
- Medikamente nach Anordnung
- Pat. über seine Erkrankung informieren
- Medikamentengabe/Insulineinstellung überprüfen und ggf. anpassen
- Ernährungsberatung anbieten
- Bei nächtlicher Hypoglykämie:
  - Pat. wecken und Traubenzucker geben
  - Spätmahlzeit anbieten

Ergebnisse prüfen

- Laborwerte
- Vitalzeichen
- Wohlbefinden
- Orientierung
- Krankheitsverständnis, Compliance

Hypotonie

Informationen sammeln

- Seit wann ist ein Hypertonus bekannt?
- Befindet sich Pat. in ärztlicher Behandlung?
- Welche Medikamente nimmt Pat. ein?

Ursachen

- Herzinsuffizienz?
- Anämie?
- Medikamente (Nebenwirkungen)?
- Wachstumsphase, v.a. bei Frauen?
- Hypovolämie?
- Sonstige?

Probleme

- Blutdruck?
- Puls?
- Blasse Gesichtsfarbe?
- Frösteln?
- Leistungsschwäche?
- Müdigkeit?
- Konzentrationsschwäche?
- Schlafstörungen?
- Unruhe?
- Verwirrtheit?
- Schwindel?
- Bewusstseinsstörungen?
- Depressive Verstimmung?
- Blutdruckabfall beim Aufstehen?
- Schwarzwerden vor den Augen?
- Stiche oder Beklemmungsgefühl in der Herzgegend?
- Sonstige?

Ressourcen

- Pat. kennt Handlungsstrategien bei niedrigen RR-Werten
- Pat. kann selbstständig Blutdruck messen
- Pat. ist orientiert
- Guter AZ/EZ
- Keine weiteren Erkrankungen liegen vor
- Pat. ist bereit, sich sportlich zu betätigen
- Sonstige

Ziele festlegen

- Blutdruck ist im Normbereich
- Pat. passt eigenes Verhalten, z.B. Aufstehen, seinen Kreislaufverhältnissen an
- Pat. kennt Maßnahmen, um Kreislauf zu trainieren
- Pat. kann selbstständig Blutdruck messen

Maßnahmen planen

- Gymnastik
- Bewegungsübungen
- Sport
- Bäder
- Wechselduschen
- Bürstenmassage
- Beine hochlagern
- Kompressionsverband oder -strümpfe an den Beinen
- Viel trinken, z. B. auch salzige Brühe
- ☞ Flüssigkeitsbilanz
- ☞ Dehydrationsprophylaxe
- Regelmäßige Blutdruckkontrolle
- Kein plötzliches Aufstehen
- Bei langem Stehen isometrische Übungen
- ☞ Sturzprophylaxe

Ergebnisse prüfen

- Blutdruck
- Befindlichkeit d. Pat.
- Bewusstseinslage
- Orientierung
- Krankheitsverständnis, Compliance

Ikterus

= Gelbsucht; ☞ auch Hepatitis

Informationen sammeln

- Seit wann besteht Ikterus?

Ursachen

- Hämolytisch?
- Hepatitis?
- Leberzirrhose?
- Gallensteine?
- Gallen- oder Lebertumoren?
- Vergiftungszeichen?
- Sonstige?

Probleme

- Gelbfärbung der Haut?
- Gelbfärbung der Skleren?
- Juckreiz?
- Heller Stuhl?
- Dunkler Urin?
- Koliken?
- Orientierung?
- Müdigkeit?
- Übelkeit?
- Sturzgefahr?
- Puls?
- Blutdruck?
- Temperatur?
- Sonstige?

Ressourcen

- Ursache ist bekannt, nicht irreversibel, nicht letal
- Pat. meidet Alkohol
- Pat. ist orientiert
- Guter AZ/EZ
- Sonstige

Ziele festlegen

- Pat. fühlt sich wohl
- Hautfarbe und Farbe der Skleren sind normal
- Pat. kennt Maßnahmen gegen Juckreiz
- Pat. hat Schmerzen von nicht mehr als 3/10 analog der Numerischen Rangskala

Maßnahmen planen

- Juckreiz lindern:
  - Ganzkörperwaschung oder Duschen
  - Abreiben der Haut mit stark verdünntem Essigwasser
  - Ringelblumensalbe
- Medikamente nach Anordnung
- Schmerzmanagement durchführen
- Flüssigkeitsbilanzierung
- Pflege entsprechend der Grunderkrankung
- Bei Bettlägerigkeit alle Prophylaxen

Ergebnisse prüfen

- Haut
- Skleren
- Laborwerte
- Urin
- Juckreiz
- Wohlbefinden
- Schmerzen
- Orientierung
- Krankheitsverständnis, Compliance

Ileostoma

☞ Kolostoma

Informationen sammeln

- Seit wann ist Pat. immobil?
- Wie eingeschränkt ist Pat.?
- Kann Pat. seine Extremitäten bewegen?
- Kann Pat. sich alleine aufsetzen? Kann er sich an die Bettkante setzen?
- Kann Pat. sich drehen?
- Sonstige?

Ursachen

- Bettruhe?
- Schmerzen?
- Schonhaltung?
- Verletzungen?
- Gipsverband?
- Streckverband?
- Infusions- und Drainageschläuche, Katheter?
- Schwäche?
- Erkrankung des Bewegungsapparates?
- Neurologische Erkrankung?
- Herzerkrankung?
- Lungenerkrankung?
- Psychische Erkrankungen?
- Angst vor Knochenbrüchen?
- Gelenkerkrankungen?
- Spastiken?
- Übergewicht?
- Sonstige?

Probleme

- Durchblutungsstörungen?
- Haut?
  - Farbe?
  - Zustand (Bläschen, Läsionen)?
  - Veränderungen?
  - Feuchtigkeit?
- Blutdruck?
- Puls?
- Orientierung?
- Sekretstau in der Lunge?
- Atmung?
- Obstipation?
- Muskelschwund?
- Kontrakturen?
- Schlafstörungen?
- Wut?
- Aggression?
- Regression?
- Apathie?
- Gewicht?
- Ödeme?
- Sonstige?

Ressourcen

- Pat. hat Bewegungsmöglichkeiten
- Pat. ist motiviert, sich zu bewegen
- Immobilität ist nur vorübergehend
- Guter AZ/EZ
- Sonstige

Ziele festlegen

- Eigene Bewegungsmöglichkeiten des Pat. sind erkannt und werden gefördert
- Pat. bewegt sich seinen Möglichkeiten entsprechend
- Kontrakturen sind vermieden
- Haut ist gut durchblutet und intakt
- Pat. hat Schmerzen von nicht mehr als 3/10 analog der Numerischen Rangskala

Maßnahmen planen

- Pflege entsprechend der Grunderkrankung
- Bewegungsplan erstellen und durchführen
- Gespräche über Befinden und Bedürfnisse des Pat.
- Alle Prophylaxen
- Medikamente nach Anordnung
- Pat. über Folgen von Immobilität informieren
- Pat. über mögliche Hilfsmittel informieren, z.B. Gehwagen
- Anwendung demonstrieren
- Ehrgeiz, Durchhaltevermögen, Lebenswillen des Pat. stärken
- Angehörige informieren und zur Ermutigung des Pat. anregen
- Ggf. Gewichtsreduktion
- Vorhandene Fähigkeiten erkennen und fördern
- Hilfe bei der Ausführung alltäglicher Handgriffe und Bewegungen
- Bewegungsübungen aktiv, passiv oder assistiv nach Anordnung durchführen
- Schienen nach Anordnung anlegen
- Weitere Therapien mit Pat./im therapeutischen Team gemeinsam planen, z.B. Ergotherapie, Krankengymnastik

Ergebnisse prüfen

- Haut
- Beweglichkeit
- Muskeltonus
- Körperhaltung
- Gewicht
- Wohlbefinden
- Schmerz
- Krankheitsverständnis/Compliance

☞ Infektion

Informationen sammeln

Ursachen

- Bekommt Pat. Immunsuppressiva?
  - Glukokortikoide?
  - Zytostatika?
  - Cyclosporin?
  - Schmerzmittel?
- HIV-positiv?
- Ernährungsstörung?
- Knochenmarkserkrankung?
- Malabsorption?
- Sonstige?

Probleme

- Leidet Pat. häufig an Infektionen?
- Leidet Pat. häufig an Pilzerkrankungen?
- Hautbeschaffenheit?
- Puls?
- Temperatur?
- Blutdruck?
- Gewicht?
- Schmerzen?
- Sonstige?

Ressourcen

- Guter AZ/EZ
- Pat. ist selbstständig
- Familienangehörige/Freunde unterstützen Pat.
- Sonstige

Ziele festlegen

- Pat. bekommt keine Infektion
- Pat. kann am gesellschaftlichen Leben teilnehmen
- Pat. ist mobil und selbstständig
- Pat. hat einen BMI von 24

Maßnahmen planen

- Hygieneregeln einhalten
- Maßnahmen zur Stärkung des Immunsystems
- Medikamente nach Anordnung
- Hautbeobachtung, Pflege, Information
- Pat. über gesunde Ernährung aufklären, z. B. Vitamine, Spurenelemente
- Ernährungsberatung anbieten
- Pflege entsprechend der Grunderkrankung
- Pat. zur Pflege seines Körpers und zu körperlicher Bewegung motivieren
- Ggf. Hilfe bei der Ausführung alltäglicher Handgriffe und Bewegungen
- Bei Bettlägerigkeit alle Prophylaxen
- Kontakt zu Selbsthilfegruppen herstellen
- Entspannungstechniken empfehlen
- Angehörige/Freunde einbeziehen

Ergebnisse prüfen

- Infektionen
- Vitalzeichen
- Laborwerte
- Wohlbefinden
- Krankheitsverständnis, Compliance

Infektion, lokale

Informationen sammeln

- Wo ist die Infektion lokalisiert?
- Seit wann besteht die Infektion?
- Wird Pat. bereits medikamentös behandelt? Nimmt er eigene Medikamente/Hausmittel ein?

Probleme
- Haut?
- Eiter?
- Welches Organ?
- Rötung?
- Schwellung?
- Schmerzen?
- Puls?
- Blutdruck?
- Temperatur?
- Antibiotikaresistenz?
- Sonstige?

Ressourcen
- Guter AZ/EZ
- Pat. hat keine Allergien gegen Antibiotika
- Krankheitserreger sind nicht multiresistent
- Infektion bleibt lokal begrenzt
- Keine weiteren Erkrankungen bekannt
- Sonstige

Ziele festlegen

- Ausbreitung der Infektion ist verhindert
- Infektion ist abgeheilt
- Pat. ist informiert und akzeptiert die therapeutischen Maßnahmen
- Pat. hat Schmerzen von nicht mehr als 3/10 analog der Numerischen Rangskala

Maßnahmen planen

- Pflege entsprechend der Grunderkrankung
- Bei Bettlägerigkeit alle Prophylaxen
- Medikamente nach Anordnung
- Schmerzmanagement durchführen
- Auf erwünschte und unerwünschte Wirkungen der Medikamente achten
- Fiebersenkende Maßnahmen nach Anordnung
- Auf ausreichende Flüssigkeitszufuhr achten
- Auf ausgewogene, vitaminreiche Ernährung achten
- Flüssigkeitsbilanz
- Ggf. Hilfe bei alltäglichen Verrichtungen
- Körperliche Schonung
- Für Ruhe sorgen
- Bei Resistenz:
  - Isolation (Einzelzimmer mit Nasszelle)
  - strenge Hygieneregeln
  - Schutzkittel
  - Handschuhe
  - Mundschutz
  - tägliche Flächendesinfektion
  - Pflegeutensilien, Blutdruckmanschette, Stethoskop, Gebrauchsgegenstände im Zimmer belassen
  - Wäsche noch im Zimmer in Wäschesack packen und den Sack verschließen
  - möglichst selten und von möglichst wenigen Personen das Zimmer betreten lassen
  - Esstablett erst kurz vor dem Abtransport des Wagens aus dem Zimmer holen
  - Schlussdesinfektion

Ergebnisse prüfen

- Haut
- Vitalzeichen
- Schmerzen
- Bakteriologische Untersuchungen
- Krankheitsverständnis, Compliance

Influenza

= Grippe

Informationen sammeln

- Seit wann bestehen Symptome?
- Nimmt Pat. Medikamente ein?
- Hat Pat. häufiger Grippe?

Probleme

- Kopfschmerzen?
- Gliederschmerzen?
- Rückenschmerzen?
- Heiserkeit?
- Halsschmerzen?
- Husten?
- Schnupfen?
- Sputum?
  - Farbe?
  - Menge?
  - Beschaffenheit?
- Schwitzen?
- Temperatur?
- Pulsfrequenz?
- Blutdruck?
- Sonstige?

Ressourcen

- Guter AZ/EZ
- Keine weiteren Erkrankungen bekannt
- Pat. kann sich selbstständig versorgen
- Pat. ist orientiert
- Pat. ist geimpft
- Sonstige

Ziele festlegen

- Pat. ist fieberfrei
- Pat. kann abhusten
- Influenza heilt aus
- Bakterielle Sekundärinfektionen sind vermieden
- Verschlimmerung von bereits bestehenden Erkrankungen ist vermieden

Maßnahmen planen

- Bettruhe
- Medikamente nach Anordnung
- Häufige Temperaturkontrolle
- Ggf. fiebersenkende Maßnahmen
- Unterstützung bei der Körperpflege
- Hilfe bei alltäglichen Verrichtungen
- Bei Bettlägerigkeit alle Prophylaxen
- Körperliche Schonung
- Leichte Kost, salzhaltiges wie z. B. Brühe
- Viel zu trinken anbieten
- ☞ Flüssigkeitsbilanz
- Hustenstillende Maßnahmen
- Inhalationen nach Anordnung anbieten
- Einreibungen anbieten
- Einhalten von Hygieneregeln, ggf. Mundschutz

Ergebnisse prüfen

- Vitalzeichen
- Haut
- Wohlbefinden
- Krankheitsverständnis, Compliance

Informationen sammeln

Gründe für Infusionstherapie
- Flüssigkeitszufuhr?
- Elektrolytausgleich?
- Ernährung?
- Medikamentöse Behandlung?
- Offenhalten von Gefäßzugängen?
- Osmotherapie (hypertone Lösung)?
- Volumenersatz (Schock, Blutverlust)?
- Sonstige?

Details?
- Was für einen Gefäßzugang hat Pat.?
  - Periphervenös?
  - Zentralvenös?
- Was erhält Pat. über den Zugang?
  - Kochsalzlösung?
  - Elektrolytlösung?
  - Glukoselösung?
  - Lipidlösung?
  - Aminosäurelösung?
  - Kombinationslösung?
  - Zugemischte Medikamente?
  - Blut- und Blutbestandteile?
- Infusionsdauer?
  - Über Stunden und Tage?
  - 15 Minuten bis 3 Std. (Antibiotika, Zytostatika, Kontrastmittel), wie oft am Tag?
- Fühlt Pat. sich eingeschränkt?
- Sonstige?

Probleme?
- Allergische Reaktionen?
- Hämatom?
- Entzündungszeichen?
  - Rötung?
  - Schwellung?
- Entfernung des venösen Zugangs aufgrund einer Entzündung → Katheterspitze auf Anordnung zur Keimbestimmung ins Labor
- Paravasat?
- Geschwollener Bereich um d. Einstichstelle → Versorgung mit Alkoholumschlägen u. Herpainsalben
- Vitalzeichenkontrolle?
- Gewichtskontrolle?
- Dokumentation von Durst- und Hungergefühl?
- Hautturgor?
- Luftembolie?
- Infektionszeichen?
- Sepsiszeichen?
- Ödeme?
- Thrombose?
- Thrombophlebitis?
- Einhalten des Infusionsplans?
- Einhalten der Tropfgeschwindigkeit?

Ressourcen
- Pat. versteht Gründe für d. Zugang u. akzeptiert ihn
- Pat. ist in seinen Bewegungen, seiner Mobilität nicht entscheidend eingeschränkt
- Pat. hat keine Schmerzen
- Venöser Zugang wird nur für einen kurzen Zeitraum benötigt
- Guter AZ/EZ
- Sonstige

Ziele festlegen

- Pat. akzeptiert den Zugang
- Pat. weiß, warum er Infusionen braucht

- Pat. fühlt sich so wenig eingeschränkt wie möglich
- Komplikationen sind vermieden
- Zugang funktionsfähig halten

Maßnahmen planen

- Abklären, ob d. benötigte Medikament mit d. Infusionslösung mischbar ist → Kompatibilitätsliste
- Patienten über Grund, Dauer und Art der Infusion informieren
- Auf Veränderungen an d. Einstichstelle achten und Zustand dokumentieren:
  - Hämatom
  - Rötung
  - Schwellung
  - Paravasat
- Vitalfunktionen
- Auf Komplikationen achten: (a) = periphervenös, (b) = zentralvenös
  - Pneumothorax (b)
  - arterielle Punktion (b)
  - Hämatothorax (b)
  - Dissektionsaneurysma (b)
  - Herzrhythmusstörungen (b)
  - Luftembolie
  - Infektionszeichen
  - Thrombose
- Einhalten des Infusionsplans
- Einhalten der Tropfgeschwindigkeit
- Einhalten der Hygieneregeln (Händedesinfektion vor Konnektion oder Diskonnektion)
- Zugang vor Abstöpseln mit NaCl 0,9 % durchspülen (a)
- Zentralen Venenkatheter (ZVK) möglichst nie abstöpseln (b)
- Vor Mobilisation des Pat. sicherstellen, dass sich Verbindungsstücke nicht lösen, d. Verschlussstopfen fest sitzt
- Pat. aufklären, dass der Spiegel im Infusionssystem erhalten bleiben soll
- Bei verstopftem Zugang Arzt informieren
- Infusion wechseln, wenn der Behälter leer ist, der Spiegel in der Tropfkammer aber noch besteht
- Keine Luft infundieren
- Infusionsbesteck mind. alle zwei Tage wechseln
- Zum Wechseln des Infusionsbestecks Dreiwegehahn schließen oder ZVK abklemmen
- Aseptischer Verbandswechsel an Punktionsstelle je nach Pflaster:
  - Gazeverbände: alle 24–28 Std.
  - Transparentverbände: spätestens nach 7 Tagen
  - bei Durchfeuchtung, Verschmutzung u. a.: sofortiger Wechsel
- Vollständige Dokumentation

Ergebnisse prüfen

- Zugang
- Schmerzen
- Verband
- Auf Veränderungen achten
- ZVD (b)
- Flüssigkeitsbilanz
- Mobilität
- Krankheitsverständnis, Compliance

Informationen sammeln

Probleme

- Welches Medikament bekommt Pat.?
- Wie oft bekommt d. Pat. das Medikament?
- Zeitpunkt der Injektion?
- Welche Injektionsart?
  - i.c.?
  - s.c.?
  - i.m.?
  - i.v.?
  - i.a.?
  - Intrakardial?
  - Intraartikulär?
  - Intrathekal?
- Sind Unverträglichkeitsreaktionen bekannt?
- Hautzustand?
- Gewebezustand?

Ressourcen

- Hohe Compliance
- Vertrauen in behandelnde Pflegende/Arzt
- Guter AZ
- Sonstige

Ziele festlegen

- Pat. ist informiert und stimmt der Injektion zu
- Injektion wird sach- und fachgerecht nach Standard des Hauses durchgeführt
- Keine Komplikationen treten auf

Maßnahmen planen

- 5-R-Regel beachten:
  - Richtiger Patient?
  - Richtiges Medikament?
  - Richtige Dosierung?
  - Richtiger Zeitpunkt?
  - Richtige Applikationsform?
- Material bereitlegen
- Medikament aufziehen und die leere Ampulle neben die Spritze stellen
- Hände desinfizieren
- Injektionsstelle desinfizieren
- Evtl. Pat. anleiten, die subkutane Injektion selbst durchzuführen
- Nur in gesundes Gewebe spritzen:
  - s. c. an Bauch oder Oberschenkel

  - i. m. in Musculus gluteus medius (ventroglutäal nach von Hochstetter oder Crista-Methode), Musculus vastus lateralis (Oberschenkel)
  - i.v. Venenpunktionsstellen (nur durch Arzt)
- i.m. -Injektion nach Anordnung und angemessenem Ausbildungsstand der Pflegekraft
- Intimsphäre des Pat. schützen
- Keine i.m.-Injektion bei:
  - blutgerinnungshemmenden Medikamenten
  - bevorstehender Lysetherapie
  - Verdacht auf Herzinfarkt
- Pat. zur Injektion entspannt lagern
- Händedesinfektion
- Injektionsstelle desinfizieren

> Die Pflegekraft ist für die Durchführung und Folgen der Injektion haftbar. Die Pflegekraft kann die Durchführung einer Injektion ablehnen, wenn sie ihr gefährlich erscheint.

Ergebnisse prüfen

- Beobachten und dokumentieren:
  - Injiziertes Medikament und Injektionsart
  - Schmerzen
  - Wohlbefinden
  - Wirkung des Medikaments
  - Komplikationen
  - Wohlbefinden d. Pat.
- Unverträglichkeitsreaktionen:
  - Hautrötung
  - Juckreiz
  - Kopf-, Gelenk- und/oder Gliederschmerzen
  - Unruhe
  - Angst
  - Übelkeit
  - Erbrechen
- Vitalzeichen
- Folgen fehlerhafter Durchführung:
  - Schmerzen
  - verzögerte Wirkung
  - beschleunigte Wirkung
  - Gewebenekrose
  - Hämatom
  - Nervenschädigung (z.B. N. ischiadicus)
  - Gefäßverschluss
  - Ischämie
  - Infektion
  - Paravasat (i.v)

> Bei allergischen Reaktionen, Unverträglichkeitsreaktionen und schweren Folgen einer fehlerhafter Durchführung → Arzt rufen und ggf. Sofortmaßnahmen einleiten

Intertrigo

Informationen sammeln

- Seit wann liegen Beschwerden vor?

Ursachen
- Schwitzt Pat. stark?
- Adipositas?
- Ist Diabetes bekannt?
- Immunschwäche?
- Inkontinenz?
- Sonstige?

Probleme
- Wo ist d. Haut wund?
- Wie groß ist d. wunde Stelle?
- Wie tief ist d. wunde Stelle?
- Ist d. Wunde trocken?
- Sekretion d. Wunde?
- Juckreiz?
- Brennen?
- Sonstige?

Ressourcen
- Selbstständige Körperpflege möglich
- Pat. ist normalgewichtig
- Pat. ist mobil
- Pat. ist orientiert
- Sonstige

Ziele festlegen

- Intakte Haut
- Pat. kennt geeignete Maßnahmen und führt sie aus
- Pat. fühlt sich wohl

Maßnahmen planen

- Individuell verträgliches Reinigungs- und Hautpflegemittel auswählen
- Betroffene Körperstellen trocken halten
- Für atmungsaktive Wäsche sorgen
- Mullkompressen an Körperstellen, an denen Haut auf Haut liegt
- Ggf. für Temperaturausgleich sorgen (kühles Zimmer, kühlende Getränke)
- Bei Verwendung von Zusätzen im Waschwasser Haut gründlich abspülen
- Ggf. wunde Hautstelle mit schützender Creme einreiben
- Bei starkem Schwitzen Bettwäsche häufig wechseln
- Juckreiz lindern

Ergebnisse prüfen

- Haut
- Juckreiz
- Wohlbefinden
- Krankheitsverständnis, Compliance

Intertrigoprophylaxe

Informationen sammeln

Ursachen für Intertrigogefahr

- Welcher Hauttyp?
- Starke Schweißbildung?
- Adipositas?
- Immunschwäche?
- Bettlägerigkeit?
- Inkontinenz?
- Ist Diabetes bekannt?
- Sonstige?

Ressourcen

- Selbstständige Körperpflege möglich
- Pat. ist normalgewichtig
- Pat. ist mobil
- Pat. schwitzt wenig
- Guter AZ/EZ
- Sonstige

Ziele festlegen

- Die Haut ist gesund
- Pat. kennt geeignete Vorsorgemaßnahmen und wendet sie an

Maßnahmen planen

- Individuell verträgliches Reinigungs- und Hautpflegemittel auswählen
- Haut gründlich trocken halten
- Für atmungsaktive Wäsche sorgen
- Gefährdete Körperareale regelmäßig inspizieren
- An Körperstellen, an denen Haut auf Haut liegt, Mullkompressen einlegen und regelmäßig wechseln
- Ggf. für Temperaturausgleich sorgen (kühles Zimmer, kühlende Getränke)
- Bei Verwendung von Zusätzen im Waschwasser Haut gründlich abspülen
- Haut mit stark verdünntem Salbeitee sanft abreiben
- Bei starkem Schwitzen Bettwäsche häufig wechseln

Ergebnisse prüfen

- Haut
- Wohlbefinden
- Verständnis, Compliance

Informationen sammeln

- Seit wann klagt Pat. über Juckreiz?
- Ist dies das erste Mal?
- Hat d. Pat. bereits Medikamente, Salben oder Hausmittel, die er gegen Juckreiz einsetzt?
- Hautbeschaffenheit des Pat.?

Ursachen

- Trockene Haut?
- Hauterkrankung?
- Neurodermitis?
- Arzneimittelreaktion?
- Allergische Reaktion?
- Psychogene Ursache?
- Lebererkrankung?
- Nierenerkrankung?
- Leukämie?
- Morbus Hodgkin?
- Neuropathie?
- Parasiten (Krätze)?
- Sonstige?

Probleme

- An welchen Hautstellen besteht Juckreiz?
- Lokal?
- Generalisiert?
- Schlafdefizit?
  - Müdigkeit?
  - Nervosität?
- Kratzspuren und Hautwunden?
- Lokale Infektionen?
- Sonstige?

Ressourcen

- Ursache des Juckreiz ist bekannt
- Selbstständige Körperpflege möglich
- Pat. hat Medikamente, Salben oder Hausmittel, die Juckreiz mildern
- Pat. ist orientiert
- Pat. ist absprachefähig
- Sonstige

Ziele festlegen

- Haut juckt nicht und Pat. fühlt sich wohl
- Pat. wendet geeignete Maßnahmen zur Beruhigung des Juckreizes an
- Superinfektion ist vermieden
- Haut ist intakt

Maßnahmen planen

- Kühle Raumtemperatur
- Leichte Bettdecke
- Ggf. Schutzverband
- Fingernägel des Pat. kurz halten
- Pat. sollte nachts Baumwollhandschuhe tragen
- Verständnis zeigen, v.a. auch bei starken Kratzspuren
- Medikamente nach Anordnung
- Abreiben der Haut mit stark verdünntem Essigwasser oder etwas Alkohol im Wasser
- Bei Parasiten (Milben, ☞ Skabies):
  - Anwendung lokaler Medikamente nach Anordnung
  - Kontaktpersonen untersuchen und mitbehandeln
  - Täglicher Bettwäschewechsel
  - Hygieneregeln beachten
  - Schutzkittel und Einmalhandschuhe
  - Nach Entlassung des Pat. Bett zur Dampfdesinfektion

Ergebnisse prüfen

- Haut
- Wohlbefinden
- Verständnis, Compliance

Kachexie

Informationen sammeln

- Seit wann besteht Kachexie?

Ursachen
- Appetitlosigkeit?
- Zustand nach Magen-Darm-Resektion?
- Tumoren?
- Seelische Belastungen?
- Psychische Störungen?
- Muskelabbauprozesse?
- Chronische Darmerkrankungen?
- Schluckstörungen?
- Sonstige?

Probleme
- Gewicht?
- Größe?
- BMI?
- Blutdruck?
- Puls?
- Dehydratation?
- Hautzustand?
- Anzeichen von Erschöpfung?
- Übelkeit?
- Aufstoßen?
- Blähungen?
- Völlegefühl?
- Schluckstörungen?
- Eingeschränktes Sehvermögen?
- Bewegungseinschränkung?
- Schmerzen?
- Stress?
- Bewusstseinszustand?
- Hirnleistungsstörungen?
- Orientierung?
- Vernachlässigte Körperpflege?
- Vitaminmangelsyndrome?
- Sonstige?

Ressourcen
- Pat. hat Appetit/Hunger
- Pat. hat keine zusätzlichen Erkrankungen
- Pat. kann selbstständig essen, ist mobil
- Pat. hat Lieblingsspeise und prinzipiell Freude am Essen
- Guter AZ
- Sonstige

Ziele festlegen

- Pat. hat einen BMI von 24
- Pat. isst gerne
- Pat. isst selbstständig
- Pat. nimmt Hungergefühl wahr
- Pat. fühlt sich wohl
- Pat. erreicht/behält sein Wohlfühlgewicht
- Pat. hat Schmerzen von nicht mehr als 3/10 analog der Numerischen Rangskala

Maßnahmen planen

- Einfuhrprotokoll anlegen
- Ernährungsprotokoll anlegen
- Schmerzmanagement durchführen
- Während des Essens ruhige Atmosphäre schaffen, ohne Störungen durch pflegerische oder ärztliche Maßnahmen
- Mobile Patienten an einem Tisch gemeinsam essen lassen
- Wunschkost bestellen
- Zimmer vor dem Essen lüften
- Auf appetitliche Zubereitung achten
- Darauf achten, dass das Essen warm ist
- Darauf achten, dass Pat. eine angenehme Sitzposition eingenommen hat, ggf. mit Hilfestellung
- Pat. Zeit zum Essen lassen
- Darauf achten, was dem Pat. schmeckt
- Kleine Portionen
- Zwischenmahlzeiten, z. B. Joghurt, Brühe, Apfel
- Hochkalorische Ergänzungskost anbieten
- Pat. nicht zum Essen zwingen
- Psychologische Beratung anbieten
- Ggf. Kontakt zu Selbsthilfegruppen herstellen
- Gespräche mit Pat. und Angehörigen über:
  - nasale Ernährungssonden
  - PEG-Anlage
  - Portanlage

Ergebnisse prüfen

- Gewicht
- Nahrungsaufnahme
- Flüssigkeitsbilanz
- Appetit
- Vitalzeichen
- Schmerzen
- Befindlichkeit
- Orientierung
- Krankheitsverständnis, Compliance

Karbunkel

= flächenhafte, eitrige Entzündung durch Verschmelzen mehrerer Furunkel (tiefe Entzündungen des Haarbalges mit Abszessbildung); ☞ Infektion

Informationen sammeln

- Seit wann hat Pat. einen Karbunkel?
- Hat der Pat. das erste Mal einen Karbunkel?
- Wenn nein, wie ist er vorher therapiert worden?
- Neigt der Pat. zu Hautunreinheiten?

Probleme

- Lokalisation?
  - Nacken?
  - Rücken?
  - Schultern?
  - Gesicht?
  - Hüften?
  - Oberschenkel?
- Größe?
- Rötung?
- Schwellung?
- Hautbeschaffenheit?
- Schmerzen?
- Temperatur?
- Puls?
- Blutdruck?
- Sonstige?

Ressourcen

- Guter AZ/EZ
- Pat. hat keine Problemhaut/Haut ist nicht auffallend unrein
- Pat. ist orientiert
- Diabetes mellitus ist gut eingestellt
- Sonstige

Ziele festlegen

- Karbunkel ist abgeheilt
- Pat. hat Schmerzen von nicht mehr als 3/10 analog der Numerischen Rangskala
- Komplikationen wie z. B. Sinusthrombose, Meningitis u. Enzephalitis sind vermieden

Maßnahmen planen

- Täglicher Verbandswechsel nach Standard bzw. nach Arztanordnung
- Bei Lokalisation im Gesichtsbereich ggf.:
  - Bettruhe
  - Kau- und Sprechverbot
  - passierte Kost
- Medikamente nach Anordnung
- Bei Bettruhe alle Prophylaxen
- Fiebersenkende Maßnahmen nach Anordnung
- Auf ausreichende Flüssigkeitszufuhr achten
- Auf ausgewogene, vitaminreiche Ernährung achten
- ☞ Flüssigkeitsbilanz
- Ggf. Hilfe bei alltäglichen Verrichtungen
- Körperliche Schonung

Ergebnisse prüfen

- Haut
- Vitalzeichen
- Schmerzen
- Wohlbefinden
- Krankheitsbewusstsein, Compliance

Katarakt

= grauer Star; ☞ Sehstörungen

Informationen sammeln

- Seit wann ist grauer Star (Katarakt) bekannt?
- Ist Pat. in ärztlicher Behandlung?

Ursachen

- Angeboren?
- Altersstar?
- Diabetes mellitus?
- Dialyse?
- Medikamente, z. B. Glukokortikoide?
- Röntgenbestrahlung im Augenbereich?
- Andere Augenerkrankungen?
- Augenverletzungen?
- Sonstige?

Probleme

- Linsentrübung?
- Lichtempfindlichkeit?
- Verschwommenes, unscharfes Sehen?
- Sehen von dichtem Nebel?
- Erschwertes Nahsehen?
- Grauweißliche Pupille?
- Allmähliche Sehverschlechterung?
- Sonstige?

Ressourcen

- Pat. hat keine erschwerenden Begleiterkrankungen, z. B. Diabetes mellitus
- Pat. kann noch sehen
- Pat. ist orientiert, findet sich zurecht
- Pat. nimmt Unterstützung an
- Sonstige?

Ziele festlegen

- Pat. findet sich in der Umgebung zurecht
- Pat. stürzt nicht
- Star wird ggf. operativ entfernt

Maßnahmen planen

- Pflege entsprechend der Grunderkrankung
- Hilfestellungen bei alltäglichen Handgriffen
- ☞ Sturzprophylaxe
- Ggf. Zimmer leicht abdunkeln
- Ggf. Sonnenbrille empfehlen
- Über Operationsmöglichkeiten informieren

Ergebnisse prüfen

- Sehvermögen
- Orientierung
- Wohlbefinden
- Krankheitsverständnis, Compliance

KHK

☞ Koronare Herzkrankheit

Kolostoma

= künstlicher Darmausgang

Informationen sammeln

- Seit wann hat Pat. ein Kolostoma?
- Welche Stomaart?
- Was für eine Grunderkrankung liegt vor?
- Was für Hilfsmittel, z.B. Beutelart u. Säuberungslotionen, verwendet Pat.?
- Versorgt Pat. das Kolostoma selbstständig?
- Spricht er unbefangen über das Kolostoma oder ist es ihm unangenehm?
- Irrigiert Pat.?
- Verwendet er Stomakappen?

Probleme

- Frische Stomaanlage?
  - Exsikkose?
  - Stuhlgang: Häufigkeit, Beschaffenheit, Menge?
  - Parastomale Haut: Entzündungszeichen, Allergien, Abszesse, Mykose?
  - Stoma: Durchblutung, Stomaödem?
  - Puls?
  - Blutdruck?
  - Temperatur?
  - Wohlbefinden?
- Schon länger bestehendes Stoma?
  - Zustand?
  - Hernie?
  - Darmprolaps?
  - Stenose?
  - Retraktion?
  - Nekrose?
  - Entzündung?
  - Fistel?
  - Blutung?
- Akzeptanz/Ablehnung?
- Ekelgefühle?
- Sexualität?
- Sonstige?

Ressourcen

- Pat. versorgt das Stoma selbst
- Pat. akzeptiert das Stoma
- Intaktes soziales Umfeld
- Pat. ist mobil und selbstständig
- Pat. ist mit Hilfsmittel versorgt, die er anwenden kann
- Pat. ist orientiert
- Guter AZ/EZ
- Sonstige

Ziele festlegen

- Pat. kann das Stoma selbst versorgen
- Pat. nimmt am gesellschaftlichen Leben teil
- Pat. akzeptiert das Stoma
- Pat. hat soziale Kontakte

Maßnahmen planen

- Psychische Begleitung durch Gespräche
- Ggf. Stomatherapeuten benachrichtigen
- Angepasste Ernährung:
  - Liste verträglicher Lebensmittel anlegen
  - keine blähenden Speisen
  - abführende oder stopfende Nahrungsmittel nach Bedarf
  - ausreichende Flüssigkeitszufuhr
  - erhöhten Elektrolyt- und Vitaminbedarf berücksichtigen
  - regelmäßige kleine Mahlzeiten
- Zum Beutelwechsel anleiten
- Reinigen des Stomas
- Haut bei Bedarf rasieren
- Haut mit geeigneten Mitteln pflegen:
  - keine Öle, Salben, Hautlotion
  - kein Äther/Benzin zur Reinigung
  - keine Schwämme oder Mehrfachverwendung von Waschlappen
- Haut durch gut sitzendes Stomaversorgungsmaterial schützen
- Haut trocken halten
- Ggf. ☞ Dehydratationsprophylaxe
- Pat. zur Stomapflege anleiten
- Ggf. Angehörige zur Stomapflege anleiten
- Pat. über Hilfsmittel informieren:
  - Haltegurt
  - Klammern
  - Beutelüberzug
  - geruchshemmende Mittel
- Hygieneregeln beachten (Einmalhandschuhe)
- Ggf. Kontakt zu Selbsthilfegruppen ermöglichen

Ergebnisse prüfen

- Haut
- Ausscheidungen
- Wohlbefinden
- Vitalzeichen
- Verständnis, Compliance

Konjunktivitis

= Bindehautentzündung

Informationen sammeln

- Seit wann bestehen Symptome?
- Hat Pat. bereits früher Konjunktivitis gehabt?
- Wie ist diese therapiert worden?

Ursachen
- Allergie?
- Kontaktlinsen?
- Staubexposition?
- Tabakrauchexposition?
- Schwimmbadbesuch?
- Infektion?
- Sonstige?

Probleme
- Jucken?
- Brennen?
- Rötung der Bindehaut?
- Schwellung?
- Fremdkörpergefühl?
- Schmerzen?
- Lichtempfindlichkeit?
- Tränenfluss?
- Krampfhafter Lidschluss?
- Sekretabsonderung?
  - Wässrig?
  - Schleimig?
  - Eitrig?
- Verklebte Lidränder?
- Lymphknotenschwellung am Ohr?
- Schnupfen?
  - Allergisch?
  - Infektiös?
- Hornhautempfindlichkeit verringert?
- Sehverschlechterung?
- Sonstige?

Ressourcen
- Pat. kann Augentropfen selbst applizieren
- Ursache ist bekannt
- Pat. ist orientiert
- Pat. ist absprachefähig
- Pat. hält Hygienestandards ein
- Sonstige

Ziele festlegen

- Auge ist/Augen sind abgeschwollen
- Rötung ist abgeklungen
- Keine Sekretabsonderungen mehr
- Übergreifen auf d. Hornhaut ist verhindert
- Pat. kennt Ursache und vermeidet diese

> Bei viel eitrigem Sekret besteht in seltenen Fällen Erblindungsgefahr.

Maßnahmen planen

- Allergenkarenz
- Hygieneregeln beachten
- Medikamente nach Anordnung

Ergebnisse prüfen

- Auge
- Wohlbefinden
- Schmerz
- Krankheitsbewusstsein/Compliance

Kontaktallergie

☞ Allergien

Kontaktdermatitis

☞ Ekzem

Informationen sammeln

- Seit wann bestehen Symptome?
- Tritt Erkrankung das erste Mal auf? Wenn nein, wie ist sie vorher behandelt worden?
- Hat Pat. Medikamente, Salben oder Hausmittel, die ihm helfen? Wenn ja, welche?

Ursachen

- Allergen bekannt?
- Akut?
- Chronisch?
- Sonstige?

Probleme

- Rötung?
- Papeln?
- Schuppen?
- Läsionen?
- Superinfektion?
- Allergische Reaktion sofort, nach Minuten, Stunden oder Tagen?
- Reaktion auf das Kontaktgebiet beschränkt?
- Sonstige?

Ressourcen

- Pat. kann die Hautpflege selbstständig durchführen
- Pat. ist orientiert
- Guter AZ/EZ
- Sonstige

Ziele festlegen

- Pat. kennt Allergen und meidet dieses
- Pat. ist beschwerdefrei und fühlt sich wohl
- Pat. kommt mit der Hautpflege zurecht
- Pat. kennt Maßnahmen zur Wiederherstellung einer intakten Haut und führt diese selbstständig aus

Maßnahmen planen

- Allergenkarenz
- Medikamente nach Anordnung
- Feuchte Umschläge bei nässenden Läsionen
- Sorgfältige Hautpflege
- Kontakt zu Selbsthilfegruppen anbieten
- Ggf. über Sozialdienst Umschulung besprechen
- Desensibilisierungsbehandlung empfehlen

Ergebnisse prüfen

- Haut
- Wohlbefinden
- Krankheitsbewusstsein/Compliance

Kontaktekzem

☞ Ekzem

Informationen sammeln

- Welche Inkontinenzform liegt vor? Wie stark?
- Verwendet Pat. Hilfsmittel? Wenn ja, welche?
- Helfen diese oder ist d. Inkontinenz bemerkbar, z. B. Geruch?
- Ist dem Pat. das Problem unangenehm oder spricht er offen darüber?
- Wie alt ist Pat.?

Ursachen für fehlende Kontinenz

- Stressinkontinenz:
  - Urinverlust bei körperlicher Belastung (abdomineller Druckerhöhung, z. B. bei Husten, Lachen)?
  - Geschlecht? Östrogenmangel, z. B. Menopause?
  - Alter?
  - Schwangerschaften, Geburten?
  - Prostatektomie?
- Dranginkontinenz:
  - Urinverlust durch plötzlich auftretenden, zwanghaften Harndrang?
  - neurologische Erkrankung? MS?
  - Blasenentzündung?
  - Steinleiden?
- Mischinkontinenz:
  - Urinverlust sowohl durch Harndrang als auch unter körperlicher Belastung?
- Extraurethrale Inkontinenz:
  - ständiger Urinverlust über andere Wege als die Harnröhre, z. B. über Blasenscheidenfistel?
- Inkontinenz bei chronischer Harnretention:
  - unvollständige Blasenentleerung (Restharnbildung) mit und ohne Urinverlust?
- Unkategorisierbare Inkontinenz (nicht eindeutig zuzuordnen)?
- Weiterer Informationsbedarf:
  - Orientierung d. Pat.?
  - Tumoren?
  - Gewicht des Pat.?
  - Koffein, Alkohol?
  - Ausscheidungsgewohnheiten?
- Sonstige?

Probleme

- Eingeschränktes fehlendes Gefühl der Blasenfüllung?
- Häufiges Wasserlassen?
- Nykturie?
- Verzögerter Beginn der Miktion?
- Pressen beim Wasserlassen?
- Nachtröpfeln?
- Ständiger Urinabgang?
- Scham?
- Finanzielle Belastung?
- Verlust von Lebensqualität?
- Soziale Ausgrenzung?

Ressourcen

- Offenheit des Pat. gegenüber des Problems
- Ursache ist bekannt, kann behandelt werden
- Pat. verwendet Hilfsmittel
- Mobilität, um auf Toilette zu gelangen
- Pat. spürt Harndrang
- Normalgewicht
- Sonstige

Ziele festlegen

- Die Ursache des Problems ist erkannt und kompensiert oder behoben
- Pat. kann Urin kontrolliert und beschwerdefrei ausscheiden
- Pat. kennt angemessene Hilfsmittel und kann sie anwenden
- Die Haut im Intimbereich ist intakt
- Pat. trinkt 1500–2000 ml pro Tag

Maßnahmen planen

- Miktionsprotokoll anlegen bzw. Pat. im Ausfüllen desselben unterweisen
- Vorlagengewichtstest über 24 Std.
- Inkontinenzprofil des Pat. bestimmen
- Angemessene Kleidung
- Inkontinenzhilfsmittel
- Pat. mit d. Hilfsmitteln vertraut machen
- Weg zur Toilette zeigen
- Toilettentür deutlich kennzeichnen
- Toilettentraining
- Saubere und gut belüftete Toilette
- Toilettensitz in angemessener Höhe
- Ggf. Toilettenstuhl am Bett
- Beckenbodentraining
- Hautpflege
- Pat. und Angehörige beraten
- Schriftliches Informationsmaterial bereithalten
- Ggf. Gewichtsreduktion
- Viel Flüssigkeit anbieten → Haupttrinkmenge vor 16 Uhr
- ☞ Dehydratationsprophylaxe

Ergebnisse prüfen

- Ausscheidungsprotokoll
- Restharn
- Haut
- Wohlbefinden
- Krankheitsbewusstsein, Compliance

Informationen sammeln

- Seit wann bestehen Symptome?
- Wie ausgeprägt sind die Symptome?

Ursachen
- Immobilität, Bettlägerigkeit?
- Inaktivität, z.B. durch Gipsverband?
- Lähmungen?
- Schonhaltung, z.B. bei Schmerzen?
- Narben im Gelenkbereich?
- Sonstige?

Probleme
- Welche Art von Kontraktur?
  - Beugekontraktur?
  - Streckkontraktur?
  - Abduktionskontraktur?
  - Adduktionskontraktur?
- Welches Gelenk?
- Schmerzen?
- Hautbeschaffenheit?
- Sonstige?

Ressourcen
- Pat. kann Gelenke teilweise bewegen
- Pat. ist motiviert, sich zu bewegen
- Pat. hat Kontrolle über seine Körperhaltung
- Pat. akzeptiert Schienenversorgung
- Pat. ist orientiert
- Sonstige

Ziele festlegen

- Pat. behält die noch vorhandene Beweglichkeit
- Pat. ist motiviert, sich so gut es geht zu bewegen
- Pat. kennt Bewegungsübungen und führt sie durch
- Pat. hat keine Schmerzen
- Gelenkbeweglichkeit ist gefördert.
- Kontraktur ist größtenteils aufgehoben

Maßnahmen planen

- Gemeinsam mit Physiotherapie, Ergotherapie, Ärzten und anderen Therapeuten Pflege-, Bewegungs- und Therapieplan aufstellen, gemeinsam Ziele setzen
- Medikamente nach Anordnung
- Pat. zu Bewegungen ermuntern
- Passive und wenn möglich aktive Bewegungsübungen, v. a. auch der kleinen Gelenke
- Gelenkstatus mit Winkelmessung erheben
- Muskeltraining, v. a. auch der Muskeln an Händen und Füßen
- Hilfsmittel nach Rücksprache mit Physiotherapie
- Streichung der Muskelantagonisten
- Bei Bettlägerigkeit regelmäßiger, individueller Lagewechsel
- Wenn möglich keine Superweichlagerung
- Pflege entsprechend der Grunderkrankung
- Bei Bettlägerigkeit alle Prophylaxen
- Schienen nach Anordnung anlegen
- Regelmäßige Verlaufskontrolle mit Foto- oder Videodokumentation
- Vorhandene Fähigkeiten erkennen und fördern
- Auf Schmerzreaktionen des Pat. achten

Ergebnisse prüfen

- Gelenkstatus
- Beweglichkeit
- Körperhaltung
- Wohlbefinden
- Schmerzen
- Haut
- Krankheitsverständnis, Compliance

Kontrakturenprophylaxe

Informationen sammeln

Ursachen für Gefahr einer Kontraktur

- Bettlägerigkeit?
- Gipsverband?
- Schmerzen?
- Schonhaltung?
- Narben im Gelenkbereich?
- Lähmungen?
- Gekrümmte Haltung aufgrund psychosozialer Faktoren oder kognitiver Defizite?
- Bewusstsein?
- Orientierung?
- Schwäche?
- Immobilität?
- Sonstige?

Ressourcen

- Pat. kann Gelenke bewegen
- Immobilität besteht nur temporär
- Pat. ist motiviert, sich zu bewegen
- Pat. hat Kontrolle über seine Körperhaltung
- Pat. ist orientiert
- Sonstige

Ziele festlegen

- Pat. bewegt sich im Rahmen seiner Möglichkeiten selbst
- Pat. kann alle Gelenke uneingeschränkt bewegen
- Die Gelenkbeweglichkeit ist erhalten

Maßnahmen planen

- Gelenkstatus erheben
- Frühzeitig mobilisieren
- Unterstützen bei alltäglichen Verrichtungen
- Pat. zu Bewegungen ermuntern
- Passive und wenn möglich aktive Bewegungsübungen, v.a. auch der kleinen Gelenke
- Bei Bettlägerigkeit regelmäßiger, individueller Lagewechsel
- Hilfsmittel nach Rücksprache mit Physiotherapie
- Bei Pat. mit neurologischen Erkrankungen Anwendung des Bobath-Konzeptes
- Gelenke im Wechsel gebeugt und gestreckt lagern
- Gleiches Gelenk mindestens 4-mal hintereinander bewegen
- Bei Bettlägerigkeit alle Prophylaxen
- Schienen nach Anordnung anlegen
- Weitere Therapien mit Pat./im therapeutischen Team gemeinsam planen, z.B. Ergotherapie, Krankengymnastik
- Wahrnehmungsförderung, z.B. durch Basale Stimulation®

Ergebnisse prüfen

- Beweglichkeit
- Körperhaltung
- Wohlbefinden
- Schmerzen
- Haut
- Gelenkstatus
- Verständnis, Compliance

Koronare Herzkrankheit (KHK)

Informationen sammeln

- Seit wann bestehen Symptome?
- War d. Pat. bereits in ärztlicher Behandlung?
- Welche Medikamente nimmt d. Pat. ein?
- Wann tritt ein Angina-pectoris-Anfall auf?
- Wie oft u. in welcher Intensität tritt ein Angina-pectoris-Anfall auf?
- Welche Stufe der KHK liegt vor?
- Was verschafft d. Pat. während eines Anfalls Linderung?

Probleme

- Schmerzen im Brustbereich?
- Schmerzen im linken Arm?
- Nächtliche Unruhe?
- Schmerzen?
- Diabetes mellitus?
- Sind weitere Herz-Kreislauferkrankungen bekannt?
- Angst?
- Ernährung? Hypercholesterinämie?
- Bewegung?
- Suchtmittel (Alkohol, Nikotin)?
- Blutdruck?
- Puls?
- Gewicht?
- Atmung?
- Haben andere Familienmitglieder KHK?
- Sonstige?

Ressourcen

- Keine weiteren Erkrankungen
- Gesunde Lebensweise
- Guter AZ/EZ
- Medikamentös gut eingestellt
- Intaktes soziales Umfeld
- Sonstige

Ziele festlegen

- Pat. bekommt keine/nur wenige Angina-pectoris-Anfälle
- Pat. weiß, wie er sich während eines Anfalls verhalten muss und welche Medikamente er einnimmt
- Pat. kennt die Auswirkungen der Lebensweise auf das Herz bzw. den Stellenwert der präventiven Therapie
- Pat. überprüft und ändert seinen Lebensstil zur Risikominimierung, z. B. Gewichtsreduktion, Rauchen
- Komplikationen, insbesondere Herzinfarkt, wird entgegengewirkt

Maßnahmen planen

- Medikamente nach Anordnung
- Pat. über Ursachen der Erkrankung informieren
- Langsame Mobilisation, Wichtigkeit von Bewegung erläutern
- Pflege je nach Schwere u. Manifestationsform d. KHK
- In d. Akutphase Bettruhe und entlastende Pflege
- Bei Bettlägerigkeit alle Prophylaxen
- Diät:
  - cholesterinarm
  - keine blähenden Speisen
  - keine schweren Mahlzeiten
  - viele kleine Mahlzeiten
- Pat. Ruhe und Sicherheit vermitteln
- Klingel griffbereit legen
- Angst aussprechen lassen
- Beratungsgespräche:
  - vom Rauchen abraten
  - Vermeiden von körperlicher Belastung
  - Vermeiden von psychischer Belastung
  - Vermeiden von Kälte
  - Selbsthilfegruppen empfehlen
- Expertenstandard Schmerzmanagement anwenden

Ergebnisse prüfen

- Vitalzeichen
- Flüssigkeitsbilanz
- Gewicht
- Wohlbefinden
- Krankheitsverständnis, Compliance

Informationen sammeln

- Seit wann bestehen Symptome?
- War Pat. bereits in ärztlicher Behandlung?
- Welche Med. nimmt Pat. ein?

Ursachen

- Fieber, z. B. Arteriitis temporalis?
- Kopfverletzungen?
- Meningitis (steifer Nacken)?
- Tumoren?
- Hirnblutung?
- Stupor?
- Sonstige?

Probleme

- Wann?
- Wie oft?
- Wie stark?
- Ist der Schmerz:
  - stechend?
  - dumpf?
  - bohrend?
  - pochend?
  - drückend?
  - beidseitig?
  - einseitig?
  - diffus?
  - anfallsartig?
- Wie lange andauernd, Sekunden bis Tage?
- Dauerkopfschmerz, z. B. Trigeminusneuralgie?
- Lichtüberempfindlichkeit?
- Geräuschüberempfindlichkeit?
- Übelkeit?
- Sehstörungen?
- Augentränen?
- Schwindel?
- Sensibilitätsstörungen?
- Lähmungen?
- Blutdruck?
- Pulsfrequenz?
- Sonstige?

Ressourcen

- Pat. kann Schmerzen beschreiben
- Pat. hat Medikamente, die ihm gut helfen
- Pat. hat Strategien gegen Kopfschmerzen entwickelt, z. B. Ruhen in abgedunkeltem Zimmer
- Pat. ist orientiert
- Es liegen keine zusätzlichen Erkrankungen vor
- Sonstige

Ziele festlegen

- Pat. hat keine/nur noch selten Kopfschmerzen
- Pat. ist über die Ursachen informiert
- Pat. erkennt Kopfschmerzattacke frühzeitig und weiß was zu tun ist
- Pat. ist medikamentös gut versorgt
- Pat. kennt zusätzliche Strategien, z. B. autogenes Training, um Schmerzen zu reduzieren

Maßnahmen planen

- Reizabschirmung:
  - Dunkelheit
  - Stille
- Bei Fieber Arzt rufen
- Ggf. Bettruhe
- Schmerzende Stellen kühlen
- Medikamente (frühzeitig) nach Anordnung
- Kopfschmerztagebuch führen (lernen)
- Kalt-warme Dusche
- Nach Abklingen der Schmerzen raten zu:
  - geregelter Lebensweise
  - Sport
  - autogenem Training
  - Entspannungsübungen

Ergebnisse prüfen

- Vitalzeichen
- Schmerz
- Wohlbefinden
- Pupillenreaktion
- Tagebuch
- Krankheitsverständnis, Compliance

Krätze

☞ Skabies

Lähmungen

☞ auch Hemiparese/Hemiplegie

Informationen sammeln

- Seit wann besteht die Lähmung?

Ursachen

- Bandscheibenvorfall?
- Apoplektischer Insult?
- Unfall?
- Schädel-Hirn-Trauma?
- Nervenläsion?
- Nervenkompression, z. B. Tumor?
- Sonstige?

Probleme

- Ist die Lähmung:
  - zentral?
  - peripher?
  - myogen?
  - schlaff?
  - spastisch?
- Welche Gliedmaßen sind betroffen?
- Querschnittslähmung?
- Halbseitenlähmung?
- Sensibilitätsstörungen?
- Gangbild?
- Bewegungsablauf?
- Tremor?
- Körperhaltung?
  - steif?
  - schlaff?
  - verspannt?
  - krumm?
- Schonhaltung?
- Muskeltonus?
- Unvollständige Lähmung (Parese)?
- Vollständige Lähmung (Plegie)?
- Muskelatrophie?
- Reflexe?
- Sonstige?

Ressourcen

- Pat. hat Bewegungsmöglichkeiten
- Keine weiteren Erkrankungen sind bekannt
- Angehörige des Pat. sind in Bewegungsunterstützungen eingearbeitet
- Pat. kennt Hilfsmittel und Techniken zur Bewegungsunterstützung
- Pat. versteht Erkrankung
- Sonstige

Ziele festlegen

- Vorhandene Beweglichkeit erhalten
- Pat. ist so mobil wie möglich
- Pat. kennt Hilfsmittel und Techniken, um selbstständig zu werden/zu bleiben
- Bei Bandscheibenvorfall ist dauerhafte Lähmung vermieden
- Verbesserte Beweglichkeit

Maßnahmen planen

- Gemeinsam mit Physiotherapie, Ergotherapie, Ärzten und anderen Therapeuten Pflege-, Bewegungs- und Therapieplan aufstellen, gemeinsam Ziele setzen
- Pat. bei alltäglichen Verrichtungen unterstützen
- Bei Bettlägerigkeit alle Prophylaxen
- Bewegungsübungen
- Mobilisation
- Pflege nach d. Bobath-Konzept
- Kinästhetik anwenden und anlernen
- Hilfsmittel, z. B. Rollstuhl, Stehbrett, beschaffen und anleiten, ggf. auch Angehörige einbeziehen
- Ergotherapie für alltägliche Situationen, z. B. Anziehen
- Viele kleine Mahlzeiten
- Kontakt zu Selbsthilfegruppen anbieten
- Sensibilitätstraining anbieten
- Wahrnehmungsförderung, z. B. durch Basale Stimulation®

Ergebnisse prüfen

- Haut
- Atmung
- Vitalzeichen
- Beweglichkeit
- Wohlbefinden
- Krankheitsverständnis, Compliance

Läuse

Informationen sammeln

- Seit wann bestehen Symptome?

Probleme

- Welche Art?
  - Kopflaus?
  - Filzlaus?
  - Kleiderlaus?
- Nissen?
- Wo?
  - Hinter den Ohren?
  - Kopfhaar?
  - Schamhaar?
- Rote Papeln?
- Bläuliche Flecke?
- Juckreiz?
- Kratzspuren und Hautwunden?
- Woher?
- Sonstige?

Ressourcen

- Pat. ist krankheitseinsichtig
- Pat. kennt Verbreitungswege u. Quellen
- Pat. hat sauberes und hygienisches Umfeld
- Pat. ist orientiert
- Selbstständige Haarpflege, ggf. gemeinsam mit Familie/Angehörigen möglich
- Sonstige

Ziele festlegen

- Pat. hat keine Läuse
- Pat. hat die Läuse nicht übertragen

Maßnahmen planen

- Lokale Anwendung von Medikamenten nach Anordnung
- Lösen der abgetöteten Nissen mit Essigwasser (1 Essl. auf 1 l Wasser)
- Auskämmen der abgetöteten Nissen mit engzahnigem Kamm (Nissenkamm)
- Kleidung desinfizieren
- Kontaktpersonen untersuchen und mitbehandeln

Ergebnisse prüfen

- Haare
- Haut
- Kleidung
- Wohlbefinden
- Krankheitsverständnis, Compliance

☞ Infektion

Informationen sammeln

- Seit wann leidet Pat. unter Leberzirrhose?
- Ist Pat. zum ersten Mal mit der Diagnose im Krankenhaus?
- Ist Pat. in ärztlicher Behandlung? Art der Therapie? Was für Medikamente nimmt er ein?
- Kennt Pat. die Ursachen seiner Erkrankung?
- Kennt Pat. die Komplikationen u. die Auswirkungen auf seine weitere Lebensweise?

Ursachen
- Alkoholabusus?
- Chronische Virushepatitis?
- Autoimmunhepatitis?
- Gallenwegserkrankungen?
- Herzerkrankungen?
- Stoffwechselerkrankungen?
- Arzneimittel (Nebenwirkungen)?
- Gifte?
- Sonstige?

Probleme
- Mattigkeit?
- Verminderte Leistungsfähigkeit?
- Druckgefühl u. Schmerzen im Oberbauch?
- Ikterus?
- Juckreiz?
- Lackzunge?
- Mundwinkelrhagaden?
- Palmarerythem?
- Pergamenthaut?
- Caput medusae?
- Aszites?
- Milzvergrößerung?
- Ösophagusvarizen?
- Psychische Verstimmung?
- Hepatische Enzephalopathie?
  - Koordinationsstörungen?
  - Bewusstseinseintrübung?
  - Verlust der Orientierung?
- Hepatorenales Syndrom?
- Leberkoma?
- Gerinnungsstörungen?
  - Hämatome?
  - Petechien?
- Ausscheidung?
- Sonstige?

Ressourcen
- Pat. ist krankheitseinsichtig
- Pat. kennt u. erkennt Komplikationen
- Ursache ist bekannt/behandelbar
- Lebensweise des Pat. ist gesund
- Guter AZ/EZ
- Intaktes soziales Umfeld
- Sonstige

Ziele festlegen

- Lebensstil des Pat. ist seiner Erkrankung angepasst, z.B. Ernährung, Alkoholabstinenz
- Pat. hat keine Ösophagusvarizenblutung
- Haut juckt nicht u. Pat. fühlt sich wohl

Maßnahmen planen

- Bei Bettlägerigkeit alle Prophylaxen
- Unterstützung bei alltäglichen Verrichtungen
- Vermeiden von Verletzungen (Gerinnungsstörungen)
- Sorgfältige Hautpflege
- Juckreiz stillen oder lindern
- Bei Aszites:
  - Lagerung mit angezogenen Beinen
  - eingeschränkte Flüssigkeitszufuhr
  - salzarme Kost
  - Flüssigkeitsbilanz
- Vollwertige Kost in vielen kleinen Mahlzeiten
- Bei Ösophagusvarizen:
  - ggf. passierte Kost
  - starkes Husten vermeiden
- Bei hepatischer Enzephalopathie eiweißarme Kost
- Alkoholabstinenz → Achtung, ggf. Entzugserscheinungen!
- Medikamente nach Anordnung
- Keine Leber belastenden Medikamente (keine Eigenmedikation durch Pat.!)
- Verständnis zeigen
- Auf regelmäßigen Stuhlgang achten
- Bei Hämorrhoiden für weichen Stuhlgang sorgen
- Bei Ansteckungsgefahr:
  - separates Waschbecken
  - separate Toilette
- Hygieneartikel d. Pat. beschriften u. gesondert aufbewahren
- Ggf. Einzelzimmer
- Pat. ggf. auf Infektionsstation verlegen
- Gesundheitsberatung bezüglich Lebensweise u. Ernährung

Ergebnisse prüfen

- Allgemeinbefinden
- Bewusstseinslage
- Orientierung
- Vitalzeichen
- ZVD
- Haut
- Bauchumfang
- Gewicht
- Flüssigkeitsbilanz
- Stuhlgang
- Blutungszeichen
- Wohlbefinden
- Krankheitsverständnis, Compliance

Lokalinfektion

☞ Infektion, lokale

Lymphödem

☞ Ödeme

Informationen sammeln

- Seit wann besteht ein Lymphödem?
- Ist Pat. bereits in Behandlung?

Ursachen

- Angeboren, z. B. Lymphgefäßaplasie?
- Entzündung (Lymphangitis)?
- Narbige Veränderungen, z. B. Operationen?
- Tumoren?
- Erysipel?
- Zustand nach Operation (Mammakarzinom mit Entfernung d. Lymphknoten)?
- Zustand nach Strahlentherapie?
- Sonstige?

Probleme

- Schwellung?
  - Delle nach Druck auf die Schwellung?
- Haut?
  - Kühl?
  - Blass?
- Spannungsgefühl?
- Schweregefühl?
- Bewegungseinschränkung?
- Brennen?
- Parästhesien?
- Schmerzen?
- Sonstige?

Ressourcen

- Pat. kann sich gut bewegen
- Es sind keine weiteren Erkrankungen bekannt
- Guter AZ/EZ
- Intaktes soziales Umfeld
- Sonstige

Ziele festlegen

- Schwellung ist verringert
- Pat. kennt vorbeugende Maßnahmen und wendet sie an
- Beweglichkeit ist gefördert oder wiederhergestellt
- Pat. hat Schmerzen von nicht mehr als 3/10 analog der Numerischen Rangskala

Maßnahmen planen

- Pflege entsprechend d. Grunderkrankung
- Bewegungsübungen (frühzeitig nach Operation)
- Hochlagerung der betroffenen Extremität
- Manuelle Lymphdrainage
- Passive Bewegungsübungen
- Hautpflege
- Kompression durch Strümpfe, Handschuhe, Ärmel oder Verbände
- Keine einengende Kleidung
- Kein Übereinanderschlagen der Beine
- Kein langes Sitzen
- Vermeiden von Temperaturextremen
- Gleichmäßige, sanfte Bewegungen
- Keine lang andauernden, monotonen Bewegungen oder Haltungen
- Blutdruck nicht am betroffenen Arm messen
- Vermeiden von Verletzungen:
  - keine Blutentnahme am betroffenen Arm
  - Pat. sollte zukünftig bei Arbeiten mit Verletzungsgefahr, z. B. Gartenarbeit, Handschuhe tragen
- Beratungsgespräche über Ursachen und Risiken
- Anleitung zu angemessenem Verhalten
- Medikament nach Anordnung
- Schmerzmanagement anwenden
- Kontakt zu Selbsthilfegruppen herstellen
- Angehörige einbeziehen
- Weitere Therapien mit Pat./im therapeutischen Team gemeinsam planen, z. B. Ergotherapie, Krankengymnastik

Ergebnisse prüfen

- Haut
- Wohlbefinden
- Beweglichkeit
- Schmerz
- Krankheitsverständnis/Compliance

Informationen sammeln

- Seit wann besteht die Mangelernährung?

Ursachen

- Frühes Sättigungsgefühl?
- Suchtmittelabhängigkeit?
- Stress?
- Absorptionsstörungen?
- Gesteigerter Stoffwechsel?
- Medikamente, z. B. Antibiotika, Anti-Parkinson-Mittel, Antihistaminika, trizyklische Antidepressiva, Diuretika, Opiate, Sedativa, Zytostatika?
- Psychische Gründe, z. B. Isolation, Verlust von Ehepartner?
- Falsche Ernährung? Aus Unwissenheit? Aus Mangel an Möglichkeiten, z. B. Einkauf nicht möglich?
- Orientierung? Vergisst d. Pat. zu essen?
- Schluckbeschwerden?
- Hungergefühl herabgesetzt?
- Sonstige?

Probleme

- Gewicht?
- Ernährungsgewohnheiten?
  - Was?
  - Wie viel?
  - Wie oft?
- Geschmacksempfinden?
- Schwäche und Erschöpfung?
- Muskeltonus?
- Haarausfall?
- Darmgeräusche?
- Bauchschmerzen?
- Diarrhö?
- Fettstühle?
- Blasse Schleimhäute?
- Wundheilungsstörung?
- Infektanfälligkeit?
- Dekubitus?
- Bewusstsein?
- Ödeme?
- Sonstige?

Ressourcen

- Pat./seine Angehörigen wissen um gesunde Ernährung und Möglichkeiten
- Pat. hat Appetit/Freude am Essen
- Ursache ist bekannt
- Mangelerscheinungen reversibel
- Pat. ist orientiert
- Sonstige

Ziele festlegen

- Pat. hat sein Gewicht gehalten oder zugenommen
- Pat. hat Normal- oder Wohlfühlgewicht
- Pat. hat keine Mangelerscheinungen
- Pat. hat eine stabile Abwehrlage
- Wunde ist abgeheilt
- Pat. fühlt sich wohl

Maßnahmen planen

- Ernährungsprotokoll anlegen
- Häufige, kleine Mahlzeiten
- Verträglichkeitsliste erstellen
- Vollwertige Ernährung
- Ernährungsberatung für Pat. u. Angehörige
- Ggf. Häusliche Hilfe zum Einkaufen u. Kochen veranlassen
- Heiltees nach Anordnung
- Nach dem Essen Ruhepause
- Ggf. Nahrungsergänzungsmittel anbieten
- Logopädische Behandlung bei Schluckstörungen
- Weitere Therapien mit Pat./im therapeutischen Team gemeinsam planen, z. B. Ergotherapie, Krankengymnastik
- Ggf. Psychotherapie
- Gedächtnistraining
- Medikamente nach Anordnung
- Ggf. Gespräch mit Pat. u. Angehörigen über:
  - nasale Sonden
  - PEG/PEJ
  - parenterale Ernährung, z. B. über Portsystem

Ergebnisse prüfen

- Appetit
- Gewicht
- Laborwerte
- Stuhlgang
- Haut
- Wohlbefinden
- Krankheitsverständnis, Compliance

Milben

☞ Skabies

Informationen sammeln

- Seit wann ist d. Infektion bekannt?
- Besteht Ansteckungsgefahr?
- Ist Immunabwehr d. Pat. geschwächt?
- Wo ist die Infektion lokalisiert, welches Organ?

Probleme
- Haut?
- Lunge?
- Blase?
- Wunde?
- Nase?
- Rachen?
- Eiter?
- Puls?
- Temperatur?
- Besiedelung?
- Infektion?
- Sonstige?

Ressourcen
- Immunabwehr ist nicht geschwächt
- Guter AZ/EZ
- Keine weiteren Erkrankungen sind bekannt
- Sonstige

Ziele festlegen

- Abheilung der Infektion
- Ausbreitung der Infektion ist verhindert
- Pat. ist informiert und akzeptiert die Maßnahmen
- Pat. ist keimfrei
- Wunde ist abgeheilt

Maßnahmen planen

- Isolation: Einzelzimmer mit Nasszelle
- Pat. u. Angehörigen erklären, warum die Isolation notwendig ist
- Möglichst keinen Patiententransport innerhalb des Krankenhauses
- Kontakte zu Mitpatienten vermeiden
- Strenge Hygieneregeln:
  - regelmäßige hygienische Händedesinfektion
  - Schutzkittel
  - Handschuhe
  - Mundschutz
- Tägliche Flächendesinfektion
- Dekontamination nach Hygieneplan (Standard): Haut und Haare des Pat. an drei aufeinanderfolgenden Tagen mit speziellen Präparaten waschen. Bereits gewaschene Körperpartien sollen nicht mit benutzter Wäsche und noch nicht behandelten Köperteilen in Kontakt kommen. Anschließend Wäsche wechseln
- Medikamente nach Anordnung
- Pflegeutensilien, Blutdruckmanschette, Stethoskop, Gebrauchsgegenstände im Zimmer belassen
- Wäsche noch im Zimmer in Wäschesack entsorgen, Sack verschließen
- Möglichst selten u. von möglichst wenigen Personen das Zimmer betreten lassen
- Bei Pflegetätigkeiten: sich Zeit nehmen, auf Pat. und seine psychische Situation eingehen
- Visite des Pat. als letztes durchführen
- Esstablett erst kurz vor dem Abtransport des Wagens aus dem Zimmer holen, in gesonderter Box verstauen
- Abstriche nach ärztl. Anordnung, ggf. Umgebungsuntersuchung
- Personal auf MRSA testen, Infizierte behandeln
- Schlussdesinfektion

Ergebnisse prüfen

- Haut
- Abstriche
- Vitalzeichen
- Wohlbefinden
- Krankheitsverständnis, Compliance

Informationen sammeln

- Seit wann ist die Erkrankung bekannt?
- Wie wird d. Erkrankung behandelt? Welche Medikamente nimmt Pat.?
- Welche Therapien, z. B. Physiotherapie u. Ergotherapie, besucht Pat.?
- Wie verläuft die Erkrankung des Pat.?
  - Wann treten Schübe auf?
  - Kündigen sich die Schübe an?
  - Wenn ja, wie?
- Was hilft dem Pat. während der Schübe?
- Welche Hilfsmittel verwendet Pat.?
- Spricht d. Pat. offen über seine Erkrankung oder ist sie ihm sehr unangenehm?

Probleme

- Rasche Ermüdung?
- Sehstörungen?
  - Trübes Sehen?
  - Doppelbilder?
- Gesichtsschmerzen?
- Empfindungsstörungen?
- Sprechstörungen?
- Ataxie?
- Intentionstremor?
- Koordinationsstörungen?
- Gangstörungen?
- Spastische Lähmungen an den Beinen?
- Schmerzen?
- Sexuelle Probleme?
- Blasenentleerungsstörungen?
- Darmentleerungsstörungen?
- Bettlägerigkeit?
- Psychische Veränderungen?
  - Euphorie?
  - Depression?
- Verlauf?
  - Schubweise?
  - Chronisch-progredient: kontinuierliche Verschlechterung d. Symptome?
- Sonstige?

Ressourcen

- Pat. ist mobil oder kann sich mit Einschränkungen selbst bewegen
- Pat. verwendet Hilfsmittel
- Pat. hat sich (in Teilen) Selbstständigkeit erhalten
- Familie d. Pat. kennt d. Erkrankung u. unterstützt ihn
- Schübe sind wieder rückläufig
- Guter AZ/EZ
- Sonstige

Ziele festlegen

- Pat. führt alltägliche Verrichtungen so weit wie möglich selber aus
- Pat. akzeptiert Hilfe
- Pat. ist über die Krankheit informiert
- Pat. erleidet keine Komplikationen durch Immobilität
- Pat. hat Schmerzen von nicht mehr als 3/10 analog der Numerischen Rangskala

Maßnahmen planen

- Gemeinsam mit Physiotherapie, Ergotherapie, Ärzten und anderen Therapeuten Pflege-, Bewegungs- und Therapieplan aufstellen, gemeinsam Ziele setzen
- Bewegungsübungen, Pat. zur Durchführung motivieren
- Umgebung zur Förderung der Beweglichkeit gestalten
- Aktivierende Pflege
- Ruhepausen einhalten
- Übermäßige Wärme vermeiden
- Für ausreichend Schlaf sorgen
- Beratung über geeignete Hilfsmittel
- Beratung zur Anschaffung leicht handhabbarer Kleidung
- Völlige Bettlägerigkeit vermeiden
- Bei Bettlägerigkeit:
  - alle Prophylaxen
  - Bobath-Lagerung
- Toilettentraining
- Blasenklopftraining
- Informieren über Inkontinenzhilfen
- Gesprächsbereitschaft signalisieren
- Gespräche über Befinden und Bedürfnisse
- Für Unterhaltung sorgen, z. B. Bücher, Fernsehen
- Berufstätigkeit und Hobbys fördern, ohne den Pat. zu überfordern
- Auf Selbsthilfegruppen hinweisen; Kontaktdaten vermitteln, z. B. DMSG
- Angehörige einbeziehen und anleiten
- Medikamente nach Anordnung

Ergebnisse prüfen

- Beweglichkeit
- Haut
- Wohlbefinden
- Spastik
- Schmerz
- Krankheitsverständnis, Compliance

Mykose

= Pilzerkrankung; ☞ Soor

Informationen sammeln

- Seit wann besteht Mykose?
- War Pat. bereits in ärztlicher Behandlung oder behandelt Pat. sich selbst? Wenn ja, wie?
- Hat Pat. regelmäßig Mykosen?

Probleme

- Wo lokalisiert?
- Juckreiz?
- Kleine Pusteln?
- Rhagaden?
- Ausdehnung?
- Rötung?
- Schmerzen beim Schlucken (Speiseröhrensoor)?
- Reizhusten?
- Ausfluss?
- Schmerzen beim Wasserlassen?
- Häufiger Harndrang?
- Schmerzen in der Nierengegend?
- Diarrhö?
- Blutungen?
- Hornhautverdickung am Fuß?
- Wachstumsstörungen der Nägel?
- Verfärbte und verdickte Nägel?
- Sepsiszeichen?
- Fieber?
- Sonstige?

Ressourcen

- Mykose ist lokal begrenzt
- Pat. kann sich selbst versorgen
- Hygienische Standards sind gewährleistet
- Guter AZ/EZ
- Außer Mykose: guter Zustand der Haut und Schleimhäute
- Sonstige

Ziele festlegen

- Die Haut ist frei von Krankheitserregern
- Die Pilzinfektion breitet sich nicht aus
- Pat. fühlt sich wohl
- Haut juckt nicht

Maßnahmen planen

- Sorgfältige Körperpflege
- Pilzbefallene Stellen immer zuletzt waschen
- Haut trocken halten
- Mundpflege bei Soor:
  - viel zu trinken anbieten
  - Speichelfluss anregen
- Wenig Zucker
- Medikamente nach Anordnung
- Hygieneregeln einhalten
- Bei Befall der Sexualorgane Partner informieren
- Immunsystem stärken
- Ballaststoffreiche, vitaminreiche Kost
- Pat. darf bis zum Abklingen der Pilzinfektion keine öffentlichen Bäder besuchen

Ergebnisse prüfen

- Haut
- Schleimhäute
- Wohlbefinden
- Juckreiz
- Begleiterkrankungen
- Krankheitsverständnis/Compliance

Nasenbluten

☞ Epistaxis

Nausea

☞ Übelkeit

Informationen sammeln

- Seit wann besteht die Nekrose?
- Wo ist Nekrose/was ist nekrotisch?
- Was ist die Ursache?
- Wie wird die Nekrose behandelt? Erfolgreich?
- Ist bereits Gewebe abgetragen worden?
- Ist die Nekrose fortschreitend? Wie schnell schreitet sie voran?

Probleme

- Ist der Gewebsdefekt:
  - trocken?
  - feucht?
- Liegt ein Infekt vor?
- Übel fauliger Geruch?
- Fieber?
- Schmerzen?
- Diabetes mellitus?
- Sonstige?

Ressourcen

- Restliche Haut in gutem Zustand
- Nekrose nicht/nur langsam fortschreitend
- Pat. ist mobil
- Guter AZ/EZ
- Sonstige

Ziele festlegen

- Vermeiden von Komplikationen:
  - Infektion eines trockenen Defekts
  - Sepsis bei feuchtem Defekt
- Erhalten der Selbstständigkeit des Pat.
- Pat. kennt Ursachen und vermeidet diese

Maßnahmen planen

- Debridement (Wundsäuberung)
- Ständige, komplette Druckentlastung
- Nekrose/Gangrän trocken halten
- Feuchte Nekrose/Gangrän mit leichtem Verband abdecken
- Moderne Wundversorgung nach Anordnung u. Standard, ggf. auch Behandlung mit Maden
- Medikamente nach Anordnung
- Ggf. Pat. in Gesprächen über Ursachen aufklären, z.B. Diabetiker über die Komplikationen bei der Fußpflege
- Ggf. Pat. in Gesprächen auf Amputation vorbereiten

> Eine feuchte Gangrän (Nekrose aufgrund von Minderdurchblutung) ist lebensbedrohlich für den Patienten – es droht eine Ausbreitung der Infektion bis hin zur Sepsis.

Ergebnisse prüfen

- Haut
- Wunddokumentation
- Temperatur
- Schmerzen
- Wohlbefinden
- Krankheitsverständnis/Compliance

Neurodermitis

☞ Ekzem, ☞ Juckreiz

Informationen sammeln

- Seit wann ist Neurodermitis diagnostiziert?
- Wie wird diese behandelt? Ist es die erste Therapieform? Ist die Therapie wirkungsvoll?
- Was verschlimmert die Krankheit, z. B. Nahrungsmittel, Kleidung, Pflegemittel, psychische Faktoren?
- Ist Neurodermitis in der Familie verbreitet?

Probleme

- Welche Hautpartien sind betroffen?
- Trockene Haut?
- Juckreiz?
- Rötung?
- Feuchte Läsionen?
- Schuppung?
- Schuppen in den Haaren?
- Haarausfall?
- Krustenbildung?
- Neigung zu Ekzemen?
- Nahrungsmittelallergien?
- Unverträglichkeit bestimmter Textilien, z. B. Wolle?
- Schmerzen?
- Trockenes Auge?
- Bindehautreizung?
- Rhagaden?
- Trockene Lippen?
- Kratzspuren?
- Superinfektion?
- Psychische Beeinträchtigung aufgrund der Erkrankung?
- Sonstige?

Ressourcen

- Pat. kennt symptomlindernde Therapien
- Pat. kennt Dinge, die er nicht verträgt
- Guter AZ/EZ
- Pat. ist selbstständig, versorgt sich selbst
- Familie ist informiert, kennt die Erkrankung u. assistiert bei der Therapie
- Sonstige

Ziele festlegen

- Haut ist intakt
- Pat. fühlt sich wohl, leidet nicht unter Juckreiz
- Pat. kennt Maßnahmen zur Kompensation der Symptome und wendet sie an
- Infektionen vermeiden

Maßnahmen planen

- Pat. ggf. über die Zusammenhänge d. Erkrankung mit Ernährung, Kleidung, psychischen Faktoren u. Pflegemitteln aufklären und ihn dazu ermuntern, auf diese Zusammenhänge zu achten, z.B. ein Symptomtagebuch zu erstellen
- Sorgfältige Hautpflege
- Individuell verträgliches Reinigungs- und Hautpflegemittel austesten
- Medikamente nach Anordnung
- Keine Alkoholumschläge oder Gel
- Häufiges Duschen oder Baden unter Verwendung alkalischer Seifen vermeiden, keine Schaumbäder
- Möglichst nicht in chlorhaltigem Wasser schwimmen
- Ernährungsumstellung bei Nahrungsmittelunverträglichkeiten
- Zum Tragen luftiger, kühlender Textilien raten, insbesondere Baumwolle
- Raumluft befeuchten
- Raumtemperatur niedrig halten
- Nachts in ungeheizten Räumen schlafen, nur leichte Bettwäsche
- Zu Bewegung in frischer Luft raten
- Ggf. psychologische Betreuung
- Selbsthilfegruppen empfehlen

Ergebnisse prüfen

- Haut
- Wohlbefinden
- Temperatur
- Krankheitsverständnis, Compliance

Nykturie

= nächtliches Wasserlassen

Informationen sammeln

- Seit wann besteht Nykturie?
- War Pat. bereits in ärztlicher Behandlung?
- Wie oft muss Pat. nachts zur Toilette?

Ursachen

- Diuretikaeinnahme am Abend?
- Vermehrte Flüssigkeitsaufnahme am Abend?
- Herzinsuffizienz?
- Niereninsuffizienz?
- Harnwegsinfekt?
- Sonstige?

Probleme

- Urin?
  - Menge?
  - Farbe?
- Durstgefühl?
- Pruritus (Juckreiz)?
- Hautfarbe?
- Ödeme?
- Blutdruck?
- Blasenschwäche, Inkontinenz?
- Wahrnehmung der Blasenfüllung?
- Bewusstseinslage?
- Orientierung?
- Sturzgefahr?
- Beweglichkeit?
- Sonstige?

Ressourcen

- Pat. kann selbstständig zur Toilette gehen
- Pat. schläft nach Toilettengang wieder ein
- Pat. ist orientiert
- Sonstige

Ziele festlegen

- Ursachen werden erkannt und ggf. therapiert
- Pat. kann mit dem Symptom umgehen
- Pat. hat ausreichend Schlaf

Maßnahmen planen

- Pat. dazu raten, abends wenig zu trinken
- Diuretikagabe nicht nach 16 Uhr
- Ggf. Toilettenstuhl für nachts neben das Bett stellen
- Medikamente nach Anordnung
- Ggf. Flüssigkeitsbilanz
- Kontinenztraining, z. B. Beckenbodentraining
- Ausscheidungskontrollbogen führen
- Inkontinenzprodukte auf Bedürfnisse abstimmen

Ergebnisse prüfen

- Schlaf
- Flüssigkeitsbilanz
- Vitalzeichen
- Wohlbefinden
- Krankheits-/Symptomverständnis, Compliance

Obstipation

Informationen sammeln

- Seit wann bestehen Symptome?
- Wie oft hat Pat. zu Hause Stuhlgang?
- Hat Pat. häufiger Verstopfung?
- Wenn ja, was unternimmt Pat. normalerweise dagegen?

Ursachen

- Trinkmenge?
- Fieber?
- Wenig Bewegung?
- Adipositas?
- Erkrankungen des Darms?
- Lähmungen?
- Multiple Sklerose?
- Zustand nach Operation?
- Ballaststoffarme Ernährung?
- Stress?
- Missbrauch von Abführmitteln?
- Depression?
- Medikamente (Nebenwirkungen)?
- Zustand des Gebisses?
- Sonstige?

Probleme

- Stuhl?
  - Menge?
  - Konsistenz?
  - Farbe?
  - Blutspuren?
- Belegte Zunge?
- Völlegefühl?
- Übelkeit?
- Blähungen?
- Appetitlosigkeit?
- Schmerzen beim Stuhlgang?
- Scham?
- Sonstige?

Ressourcen

- Pat. hat zu Hause regelmäßig Stuhlgang
- Pat. kennt Strategien gegen Obstipation
- Guter AZ/EZ
- Keine zusätzlichen Erkrankungen

Ziele festlegen

- Pat. hat beschwerdefrei Stuhlgang
- Hämorrhoiden und Ileus sind vermieden
- Der Pat. ist über Obstipationsprophylaxe informiert
- Pat. ernährt sich ballaststoffreich
- Pat. bewegt sich regelmäßig

Maßnahmen planen

- Ausscheidungsprotokoll führen und Pat. darin unterweisen
- Klistier, Einlauf nach Anordnung
- Medikamente nach Anordnung
- Stress und Hektik vermeiden
- Viel zu trinken anbieten
- Vor dem Frühstück ein Glas Wasser zu trinken geben
- Ballaststoffreiche Kost, evtl. Leinsamen, Haferkleie, viel Obst
- Pat. über richtige, ballaststoffreiche Ernährung aufklären
- Bauchmassage beim Waschen
- Pat. zur Bauchmassage anleiten
- Pat. zu Bewegung u. Spaziergängen raten
- Pat. auffordern, auf Stuhldrang zu achten und sofort zur Toilette zu gehen
- Intimsphäre schützen

Ergebnisse prüfen

- Stuhlausscheidung
- Regelmäßigkeit des Stuhlgangs
- Ernährung
- Verständnis, Compliance

Informationen sammeln

Ursachen für Gefahr einer Obstipation
- Geringe Trinkmenge?
- Fieber?
- Wenig Bewegung?
- Adipositas?
- Erkrankungen des Darms?
- Lähmungen?
- Multiple Sklerose?
- Zustand nach Operation?
- Depression?
- Medikamente (Nebenwirkungen)?
- Zustand des Gebisses?
- Sonstige

Probleme
- Stuhl?
  - Menge?
  - Konsistenz?
  - Farbe?
  - Blutspuren?
- Völlegefühl?
- Übelkeit?
- Blähungen?
- Appetitlosigkeit?
- Schmerzen beim Stuhlgang?
- Sonstige?

Ressourcen
- Pat. trinkt ausreichend
- Pat. kann sich bewegen und ist dazu motiviert
- Pat. ist zur Ernährungsumstellung bereit
- Guter AZ/EZ
- Sonstige

Ziele festlegen

- Pat. hat weichen Stuhlgang
- Pat. hat regelmäßigen Stuhlgang
- Pat. kann beschwerdefrei Stuhlgang abgeben
- Pat. ernährt sich ballaststoffreich
- Pat. betreibt regelmäßig leichtes Ausdauertraining

Maßnahmen planen

- Stress und Hektik vermeiden
- Viel zu trinken anbieten
- Vor dem Frühstück ein Glas Wasser zu trinken geben
- Ballaststoffreiche Kost
- Verdauungsfördernde Nahrungsmittel anbieten, z. B. Joghurt, Salate, Gemüse, Dörrobst
- Vermeidung stopfender Nahrungsmittel, z. B. Schokolade, Bananen, Weißbrot, Kuchen, schwarzer Tee
- Pat. über richtige, ballaststoffreiche Ernährung aufklären
- Bauchmassage beim Waschen
- Pat. zur Bauchmassage anleiten
- Pat. zu Bewegung/Spaziergängen raten
- Pat. über Nebenwirkungen von Abführmitteln aufklären
- Beibehalten eines Tagesrhythmus, Darmtraining: Stuhldrang zur gewohnten Zeit
- Pat. auffordern, auf Stuhldrang zu achten und sofort zur Toilette zu gehen
- Intimsphäre schützen
- Ggf. Medikamente nach Anordnung
- Ggf. Zähne sanieren lassen
- Ggf. Prothese auf richtigen Sitz überprüfen

Ergebnisse prüfen

- Stuhl
- Ernährung
- Flüssigkeitsbilanz
- Bewegung
- Wohlbefinden
- Verständnis, Compliance

☞ Lymphödem

Informationen sammeln

- Seit wann hat Pat. Ödeme?
- Wo sind die Ödeme?
  - Beide Beine?
  - Ein Bein oder Arm?
  - Augenlider?
  - Aszites?
  - Rücken nach stundenlangem Liegen?
  - Generalisiert?
- Wird Pat. wegen seiner Ödeme behandelt, was hilft gegen seine Ödeme?

Ursachen

- Venöser Rückfluss geschwächt?
- Varizen?
- Herzinsuffizienz?
- Nephrotisches Syndrom?
- Leberzirrhose?
- Tumore?
- Lymphödem?
- Funktionsstörung der Schilddrüse?
- Alkoholmissbrauch?
- Verminderte Harnausscheidung?
- Sonstige?

Probleme

- Gewichtszunahme?
- Verquollenes Gesicht?
- Infektionszeichen?
  - Rötung des Ödems?
  - Druckschmerz?
- Nykturie?
- Pulsfrequenz?
- Blutdruck?
- Sonstige?

Ressourcen

- Guter AZ/EZ
- Pat. ist mobil
- Pat. ist orientiert
- Pat. hat keine weiteren schweren Erkrankungen
- Sonstige

Ziele festlegen

- Ödeme sind ausgeschwemmt
- Pat. hat eine ausgeglichene Flüssigkeitsbilanz
- Pat. hat eine gute Kreislaufsituation
- Pat. betreibt regelmäßig leichtes Ausdauertraining

Maßnahmen planen

- Medikamente nach Anordnung
- ☞ Thromboseprophylaxe
- Bewegungsübungen
- Pat. zu Bewegungen ermuntern
- Venen herzwärts ausstreichen
- Kompressionstherapie
- Pflege entsprechend der Grunderkrankung
- Ggf. Pat. bei alltäglichen Verrichtungen unterstützen
- Bei Knöchelödemen Beine leicht erhöht lagern
- Bei Bettlägerigkeit alle Prophylaxen
- Hautpflege
- Salzarme Diät
- Gespräche über:
  - richtige Ernährung
  - richtigen Zeitpunkt der Diuretikaeinnahme

Ergebnisse prüfen

- Gewicht
- Hautturgor
- Flüssigkeitsbilanz
- Vitalzeichen
- Krankheitsverständnis, Compliance

Osteoporose

Informationen sammeln

- Seit wann besteht Osteoporose?
- Gab es bereits Komplikationen?
- Lebensstil des Pat.?
  - Gesunde, ausgewogene Ernährung?
  - Kalziumzufuhr?
  - Bewegung?
  - Kein Nikotin?

Ursachen

- Primäre Osteoporose?
- Sekundäre Osteoporose als Folge von:
  - Langzeitbehandlung mit Glukokortikoiden?
  - Diabetes mellitus?
  - Schilddrüsenüberfunktion?
  - Tumoren?
  - Bewegungsmangel?
  - Alkoholabusus?
  - Rauchen?
  - Mangelernährung?
- Sonstige?

Probleme

- Spontaner Knochenbruch?
- Häufige Knochenbrüche?
- Knochenschmerzen bei Belastung?
- Muskelschmerzen?
- Muskelverhärtung?
- Sonstige?

Ressourcen

- Pat. raucht nicht
- Pat. ist sportlich, bewegt sich gerne
- Pat. ernährt sich gesund, nimmt ausreichend Kalzium zu sich
- Pat. hat keine anderen Erkrankungen
- Guter AZ/EZ
- Sonstige

Ziele festlegen

- Pat. erleidet keine Knochenbrüche
- Vorhandene Brüche heilen komplikationslos
- Pat. ernährt sich gesund
- Pat. stärkt die Muskulatur durch Bewegung

Maßnahmen planen

- Pflege entsprechend der Grunderkrankung
- Bei Bettlägerigkeit alle Prophylaxen
- Weitere Therapien mit Pat./im therapeutischen Team gemeinsam planen, z. B. Ergotherapie, Krankengymnastik
- Unterstützen der Krankengymnastik durch isometrische Übungen
- Medikamente nach Anordnung
- Expertenstandard ☞ Sturzprophylaxe anwenden
- Ggf. Toilettenstuhl neben das Bett stellen
- Pat. zu bewusstem Gehen raten
- Gespräche über:
  - gesunde Ernährung mit ausreichend Vitamin D und Kalzium, wenig Fleisch und phosphathaltigen Lebensmitteln
  - Bewegung
  - Gestaltung des Bettes: weiche Matratze auf harter Unterlage
  - Sitzmöbel: hohe Sitzfläche u. Armlehnen
- Alkoholkarenz
- Nikotinkarenz
- Keine schweren Lasten tragen
- Ggf. auf Selbsthilfegruppen hinweisen

Ergebnisse prüfen

- Schmerzen
- Beweglichkeit
- Haltung
- Wohlbefinden

Parkinsonsyndrom

Informationen sammeln

- Seit wann ist Parkinson diagnostiziert?
- Welche Medikamente nimmt Pat. ein? Helfen diese?
- Welche anderen Therapien wendet Pat. an? Helfen diese Therapien? Macht er regelmäßig gymnastische Übungen?
- Verlauf d. Erkrankung? Wird sie stetig schlechter?

Probleme

- Tremor?
- Minimale Mimik?
- Salbengesicht?
- Schluckstörungen?
- Vermehrter Speichelfluss?
- Minimale Gestik?
- Kleinschrittiger, schlurfender Gang?
- Kein Mitschwingen der Arme?
- Gebeugte Körperhaltung?
- Monotone Sprache?
- Artikulationsstörungen?
- Kleines Schriftbild?
- Erhöhte Muskelspannung?
- Schwierigkeiten beim Wasserlassen?
- Darmträgheit?
- Schweißausbrüche?
- Teilnahmslosigkeit?
- Antriebsschwäche?
- Reizbarkeit?
- Depression?
- Sonstige?

Ressourcen

- Pat. kann sich gut alleine bewegen
- Pat. verwendet Hilfsmittel, z. B. Gehhilfen, und kommt damit zurecht
- Pat./seine Familie sind gut über Erkrankung informiert
- Sonstige

Ziele festlegen

- Pat. fühlt sich sicher
- Pat. und Angehörige verstehen den Sinn der Therapien
- Beweglichkeit wird so lange wie möglich erhalten
- Pat. kann alltägliche Verrichtungen selbstständig ausführen

Maßnahmen planen

- Medikamente nach Anordnung
- Ggf. Pat. bei alltäglichen Verrichtungen unterstützen
- Hilfsmittel, z. B. hohe Tasse, Strohhalm, spezielles Essbesteck
- Stühle mit Armlehnen und erhöhter Sitzfläche
- Bewegungsübungen, auch für die Gesichtsmuskeln
- ☞ Sturzprophylaxe, bei Bettlägerigkeit alle Prophylaxen
- Blasentraining
- Toilettentraining
- Gehtraining
- Schreibtraining, dabei auf Größe der Buchstaben achten
- Sprechtraining
- Atemübungen
- Pat. aufmuntern und motivieren
- Pat. gedrucktes Informationsmaterial aushändigen
- Ausprobieren, was d. Pat. essen kann, ohne sich zu verschlucken
- Pat. viel Zeit zum Essen lassen
- Pat. ausreichend trinken lassen
- Gespräche
- Auch kleine Erfolge positiv werten
- Selbstvertrauen und Selbstwertgefühl stärken
- Ggf. Kontakt zu Selbsthilfegruppen herstellen
- Angehörige in die Pflege einbeziehen

Ergebnisse prüfen

- Beweglichkeit
- Haltung
- Gang
- Sprache
- Mimik
- Gestik
- Stimmung
- Haut
- Stuhl
- Urin
- Wohlbefinden
- Krankheitsverständnis, Compliance

☞ MRSA, ☞ Fieber

Informationen sammeln

- Seit wann sind Symptome bekannt?
- Wie wird d. Pneumonie behandelt?
- Sind schon häufiger Pneumonien aufgetreten?

Ursachen

- Infektion, welcher Erreger (z. B. Pneumo-, Streptokokken)?
- Aspiration chem. Noxen, z. B. Magensaft?
- Erschwerende Faktoren:
  - Raucht d. Pat. gewohnheitsmäßig?
  - Ist ein Lungentumor bekannt?
- Sonstige?

Probleme

- Temperatur?
- Schüttelfrost?
- Atmung?
  - Geräusch?
  - Tiefe?
  - Frequenz?
  - Rhythmus?
- Husten?
- Sputum?
  - Menge?
  - Beschaffenheit?
  - Beimengungen?
- Schmerzen beim Atmen?
- Atemnot?
- Zyanose?
- Pulsfrequenz?
- Blutdruck?
- Bewusstsein?
- Erschöpfung?
- Alter?
- Angst?
- Mundgeruch?
- Appetit?
- Sonstige?

Ressourcen

- Pat. hat keine Begleiterkrankungen
- Pat. raucht nicht
- Erreger ist bekannt u. kann bekämpft werden
- Pat. kann selbstständig abhusten
- Pat. hat keine Schmerzen
- Sonstige

Ziele festlegen

- Pneumonie ist abgeheilt
- Körpertemperatur ist im Normbereich
- Pat. atmet mühelos
- Pat./Angehörige sind informiert
- Pat. hat Schmerzen von nicht mehr als 3/10 analog der Numerischen Rangskala

Maßnahmen planen

- Medikamente nach Anordnung
- Bettruhe
- Atemerleichternde Lagerung
- Regelmäßiger Lagewechsel
- Alle Prophylaxen
- Pat. bei alltäglichen Verrichtungen unterstützen
- Frühmobilisation nach Stufenplan
- Ggf. fiebersenkende Maßnahmen
- Pat. viel zu trinken anbieten → Vorsicht bei bestehender Herz- und Niereninsuffizienz
- Schleimlösende Tees
- Rhythmische Einreibung
- Atemübungen
- Vibrationsbehandlung nach Anordnung
- Inhalationsbehandlung nach Anordnung
- Pat. zum richtigen Abhusten anleiten
- Pat. beim Sekretabhusten unterstützen
- Hygieneregeln beachten (Selbstschutz)
- Sputumbecher u. Zellstoff in Patiennähe
- Ggf. Bronchialsekret absaugen
- Anfeuchten der Raumluft
- Zimmer gut lüften
- Zugluft vermeiden
- Leichte Kost
- Ggf. Mundpflege

> Bei Patienten mit Lungenemphysem kein Ausatmen gegen Widerstand üben. Keine Vibrationsbehandlung bei Patienten mit Schädel-Hirn-Trauma, Herzinfarkt, Lungenembolie, Phlebothrombose, erhöhter Blutungsneigung, Osteoporose, Frakturen und Tumoren besonders im Bereich Thorax, Abdomen und Wirbelsäule

Ergebnisse prüfen

- Atmung
- Temperatur
- Vitalzeichen
- Appetit
- Flüssigkeitsbilanzierung
- Haut
- Schmerz
- Wohlbefinden
- Krankheitsverständnis, Compliance

Informationen sammeln

Ursachen für Pneumoniegefahr
- Bettlägerigkeit?
- Immobilität?
- Flache Atmung?
- Schluckstörungen, Aspirationsgefahr?
- Schlechte Durchblutung?
- Rauchen?
- Passivrauchen?
- Lungenerkrankung? Früher?
- Herzerkrankung?
- Abwehrschwäche?
- Arbeit in einem lungengefährdenden Beruf?
- Sonstige?

Ressourcen
- Pat. kann tief ein- und ausatmen
- Pat. kann selbstständig abhusten
- Es liegen keine Atemwegserkrankungen vor
- Pat. hat keine Schmerzen
- Pat. hat keine Schluckstörungen
- Guter AZ/EZ
- Sonstige

Ziele festlegen

- Pat. atmet ungehindert, beschwerdefrei und hat keine Pneumonie
- Pat. ist informiert und arbeitet an der Prophylaxe mit

Maßnahmen planen

- Pflege entsprechend der Grunderkrankung
- Risikoeinschätzung, z. B. nach Bienstein-Atemskala
- Frühmobilisation
- Atemerleichternde Lagerung:
  - Oberkörperhochlagerung
  - Dehnlagerung
  - VATI-Lagerung
- Regelmäßiger Lagewechsel bei immobilen Patienten
- ☞ Aspirationsprophylaxe
- ☞ Dehydratationsprophylaxe
- Bei Risikopatienten Absauggerät bereithalten
- Mundpflege
- Medikamente nach Anordnung
- Vibrationsbehandlung nach Anordnung
- Inhalation nach Anordnung
- Gespräche
- Pat. zum tiefen Atmen anleiten
- Pat. zum Abhusten anleiten
- Zimmer gut lüften
- Zugluft vermeiden
- Bei Schmerzen vor den Atemübungen Schmerzmittel nach Anordnung geben
- Atemgymnastik:
  - Lippenbremse
  - Gähn- und Schnüffelatmung
  - Ausatmen mit dem VRP-Gerät
  - Atemtraining mit SMI-Trainer
  - Ausatmen mit dem RC-Cornet
- Einreibungen mit ätherischen Ölen → Vorsicht, evtl. Hautreizungen
- Rhythmische Einreibungen
- Schleimlösende Tees
- Reichlich zu trinken anbieten → Vorsicht bei bestehender Herz- und Niereninsuffizienz

> Bei Patienten mit Lungenemphysem kein Ausatmen gegen Widerstand üben. Keine Vibrationsbehandlung bei Patienten mit Schädel-Hirn-Trauma, Herzinfarkt, Lungenembolie, Phlebothrombose, erhöhter Blutungsneigung, Osteoporose, Frakturen und Tumoren besonders im Bereich Thorax, Abdomen und Wirbelsäule

Ergebnisse prüfen

- Vitalzeichen
- Atmung
- Wohlbefinden
- Verständnis, Compliance

Polyurie

Informationen sammeln

- Seit wann sind Symptome bekannt?

Ursachen

- Erhöhte Flüssigkeitsaufnahme?
- Erhöhter Blutdruck?
- Diabetes mellitus? Hyperglykämie?
- Nierenerkrankung?
- Hyperkalzämie?
- Einnahme Diuretika? Überdosierung?
- Alkohol?
- Sonstige?

Probleme

- Urin?
  - Menge?
  - Farbe?
- Durstgefühl (Polydipsie)?
- Dehydratation?
- Obstipation?
- Hautturgor?
- Flüssigkeitsaufnahme?
- Herzverträglichkeit?
- Schwäche?
- Puls?
- Blutdruck?
- Sturzgefahr?
- Thrombosegefahr?
- Sonstige?

Ressourcen

- Pat. ist in der Lage, die ausgeschiedene Flüssigkeitsmenge durch Flüssigkeitszufuhr wieder auszugleichen
- Guter AZ/EZ
- Nierenfunktion ist intakt
- Pat. ist kontinent
- Pat. ist orientiert
- Pat. kann selbstständig die Toilette aufsuchen
- Sonstige

Ziele festlegen

- Urinmenge ist normalisiert
- Pat. kann am sozialen Leben teilnehmen
- Pat. ist kontinent
- Pat. hat ausreichende Nachtruhe/ Schlaf

Maßnahmen planen

- ☞ Flüssigkeitsbilanz
- Vitalzeichenkontrolle
- Ggf. Medikamente nach Anordnung
- Flüssigkeit entsprechend der Ausscheidung anbieten o. verabreichen
- Ggf. Toilettenstuhl ans Bett stellen
- Inkontinenzprodukte je nach Situation einsetzen
- Auf gute Intimhygiene achten
- Angehörige einbeziehen

Ergebnisse prüfen

- Wohlbefinden
- Flüssigkeitsbilanz
- Laborwerte
- Vitalzeichen
- Compliance

Informationen sammeln

- Seit wann klagt Pat. über Refluxösophagitis?
- Hat Pat. seine Lebensgewohnheiten umgestellt?
- Nimmt Pat. Medikamente gegen Sodbrennen ein?
- Lebensweise des Pat.:
  - Rauchen?
  - fettreiche Ernährung?
  - Alkohol?

Ursachen

- Kardiainsuffizienz?
- Regelmäßiges Erbrechen?
- Adipositas?
- Kardia-Ca?
- Sonstige?

Probleme

- Sodbrennen?
- Saures Aufstoßen?
- Schmerzen?
- Husten?
- Blutungen?
- Sonstige?

Ressourcen

- Pat. ist orientiert
- Pat. raucht nicht
- Pat. trinkt keinen Alkohol
- Pat. kann mit erhöhtem Oberkörper schlafen
- Pat. hat keine Schmerzen
- Guter AZ/EZ
- Sonstige

Ziele festlegen

- Refluxösophagitis ist abgeheilt
- Maligne Entartung ist vermieden
- Pat. hat das Rauchen aufgegeben
- Pat. hat Alkoholkonsum drastisch reduziert oder ist abstinent
- Pat. hat Schmerzen von nicht mehr als 3/10 analog der Numerischen Rangskala

Maßnahmen planen

- Im Sitzen essen
- Pat. sollte sich nach den Mahlzeiten nicht hinlegen, sondern sich bewegen
- Mit erhöhtem Oberkörper schlafen
- Medikamente nach Anordnung
- Häufige, kleine Mahlzeiten
- Meiden von:
  - Kaffee
  - Alkohol
  - Süßspeisen
  - Nikotin
  - fett- und kohlehydratreicher Nahrung, besser ist eiweißreiche u. fettarme
- Kaugummi nach dem Essen
- Pat. zur Gewichtsreduktion raten
- Pat. sollte beim Bücken in die Hocke gehen, nicht kopfüber
- Zu Kleidung raten, die nicht beengt
- Pat. zur Rauchentwöhnung raten
- ☞ Obstipationsprophylaxe

Ergebnisse prüfen

- Schmerzen
- Gewicht
- Wohlbefinden
- Krankheitsverständnis, Compliance

Reizdarmsyndrom (RDS)

Informationen sammeln

- Seit wann klagt Pat. über einen Reizdarm?
- Sind Ursachen bekannt?
- Wie ernährt sich der Pat.? Regelmäßig?
- Wie ist seine Lebensweise?
  - Regelmäßiger Tagesrhythmus?
  - Alkohol?
  - Rauchen?

Probleme

- Bauchschmerzen?
- Blähungen?
- Verstopfung?
- Diarrhö?
- Allgemeinbefinden?
- Angst?
- Alter?
- Psychische Beeinträchtigungen?
- Sonstige?

Ressourcen

- Pat. kennt Strategien gegen Symptome
- Pat. weiß, welche Speisen er verträgt und welche nicht
- Pat. kennt Entspannungstechniken
- Pat. ist orientiert
- Sonstige

Ziele festlegen

- Pat. fühlt sich wohl
- Pat. hat Schmerzen von nicht mehr als 3/10 analog der Numerischen Rangskala
- Pat. hat normale Stuhlfrequenz
- Pat. hat normale Stuhlkonsistenz
- Pat. hat keine Blähungen

Maßnahmen planen

- Viele, kleine Mahlzeiten
- Ballaststoffreiche Kost
- Suche nach unverträglichen Nahrungsmitteln
- Meiden von unverträglichen Nahrungsmitteln
- Zu langsamem Essen und gründlichem Kauen raten
- Zu regelmäßiger Lebensweise raten
- Ggf. warme Bäder
- Körperliche Bewegung empfehlen
- Psychotherapeutische Beratung empfehlen
- Ggf. Medikamente nach Anordnung
- Ernährungsberatung anbieten
- Kontakt zu Selbsthilfegruppen anbieten

Ergebnisse prüfen

- Schmerzen
- Stuhlgang
- Wohlbefinden
- Krankheitsverständnis, Compliance

Rheumatische Erkrankungen

Informationen sammeln

- Seit wann sind die Symptome bekannt?
- Welche rheumatische Erkrankung ist diagnostiziert?
- Wie wird die rheumatische Erkrankung behandelt?
- Welche Medikamente nimmt Pat. ein?
- Welche anderen bzw. komplementären Therapien wendet Pat. an?
- Kennt der Pat. Strategien gegen akute Beschwerden?
- Wie ist die Lebensweise des Pat.?
- Welche Gelenke sind bewegungseingeschränkt?
- Welche Gelenke sind deformiert?
- Wie viel Hilfe braucht Pat.?
- Verwendet Pat. Hilfsmittel?

Probleme

- Vorübergehende Beschwerden?
- Fortschreitende Beschwerden?
- Schubweiser Verlauf?
- Gelenkschmerzen?
- Anlaufschmerz?
- Belastungsschmerz?
- Ruheschmerz?
- Rheumaknoten?
- Sklerodermie?
- Atrophierte Muskeln?
- Kontrakturen?
- Schleimbeutelentzündung?
- Sehnen- und Sehnenscheidenentzündung?
- Sind Augen, Haut oder andere Organe betroffen?
- Septisch?
- Systemerkrankung?
- Appetitlosigkeit?
- Schwäche?
- Allgemeinbefinden?
- Alter?
- Gewicht?
- Sonstige?

Ressourcen

- Pat. kann sich gut bewegen
- Pat. ist schmerzfrei
- Pat. verwendet Hilfsmittel
- Pat. kennt Strategien gegen akute Beschwerden
- Sonstige

Ziele festlegen

- Pat. hat möglichst wenig Beschwerden und möglichst wenig Schmerzen
- Pat. bleibt selbstständig
- Pat. ist informiert und kennt alle Hilfsmittel und Unterstützungsmöglichkeiten
- Pat. hat Schmerzen von nicht mehr als 3/10 analog der Numerischen Rangskala

Maßnahmen planen

- Pflege entsprechend der Grunderkrankung
- Bei Bettlägerigkeit alle Prophylaxen
- Schmerzmanagement anwenden
- Medikamente nach Anordnung
- Über technische Hilfsmittel informieren
- Ggf. Hilfsmittel bereitstellen, z. B. Griffverlängerung und -verdickung am Essbesteck, elektrische Zahnbürste, Klettverschlüsse an der Kleidung
- Lagerung zum Schlafen, ggf. auf speziell angefertigten Schienen
- ☞ Kontrakturenprophylaxe
- Passives Bewegen der Gelenke
- Unterstützung physiotherapeutischer Übungen
- Aktive Bewegungsübungen zur Stärkung der Muskulatur
- Pat. zu aktiven Bewegungen motivieren
- Gelenke vor besonderen Belastungen kühlen
- Kälte- und Wärmeanwendung je nach individueller Verträglichkeit
- Keine Wärme bei:
  - akuter Arthritis
  - Durchblutungsstörungen
  - schweren Herz-Kreislauf-Erkrankungen
- Keine Kälte bei:
  - Vaskulitis
  - Raynaud-Syndrom
- ☞ Sturzprophylaxe
- Feste Schuhe mit rutschfester Sohle
- Vollwertkost, ggf. fleischfrei
- Ggf. Gewichtsreduktion
- Selbsthilfegruppen empfehlen
- Selbstwertgefühl stärken
- Informationsgespräche
- Pat. gedrucktes Informationsmaterial überreichen oder empfehlen
- Entspannungsübungen
- Hobbys in Zusammenarbeit mit der Krankengymnastik empfehlen
- Sozialarbeiter benachrichtigen

> Eingesteifte Gelenke nicht gewaltsam in gewünschte Lage bringen

Ergebnisse prüfen

- Beweglichkeit
- Wohlbefinden
- Gewicht
- Gelenke
- Krankheitsverständnis, Compliance
- Schmerzen

Informationen sammeln

- Seit wann leidet Pat. unter Schlafstörungen?
- War Pat. bereits in ärztlicher Behandlung?
- Wie lange schläft Pat. am Stück?
- Wie viel schläft Pat. insgesamt?
- Unter welchen Schlafstörungen leidet Pat.?
  - Akute? Chronische?
  - Einschlafstörung? Durchschlafstörung? Frühes Erwachen?
  - Erhöhte Schlafneigung?
  - Störende oder krankhafte Begleitsymptome?
- Leidet Pat. zu Hause auch unter Schlafstörungen?
- Nimmt Pat. Schlafmittel?
- Welche Strategien hat Pat. entwickelt, um einschlafen zu können?

Ursachen

- Stress?
- Ängste?
- Schmerzen?
- Frieren?
- Husten?
- Völlegefühl?
- Blähungen?
- Schwitzen?
- Juckreiz?
- Herzerkrankungen?
- Atemwegserkrankungen?
- Medikamenteneinnahme?
- Schlafapnoesyndrom?
- Morbus Parkinson?
- Schilddrüsenüberfunktion?
- Psychiatrische Erkrankung?
- Jetlag?
- Gestörter Tag-Nacht-Rhythmus?
- Bewegungseinschränkung und schlechte Lagerung?
- Infusion?
- Gipsverband? Schiene?
- Zu viel Licht?
- Zu viele nächtliche Geräusche?
- Kontrollgänge?
- Schnarchende Bettnachbarn?
- Nykturie?
- Zu reichliches Essen?
- Nächtlicher Hunger durch zu frühes Abendessen?
- Kaffee oder Tee?
- Zu viel Alkohol?
- Sonstige?

Probleme

- Reizbarkeit?
- Teilnahmslosigkeit?
- Erschöpfungsgefühl?
- Konzentrationsstörungen?
- Wahrnehmungsstörungen?
- Wahnvorstellungen?
- Orientierung?
- Blutdruck?
- Puls?
- Temperatur?
- Beziehungs- und Partnerschaftsprobleme?
- Sonstige?

Ressourcen

- Pat. kennt Strategien zum Schlafen, z. B. Entspannungstechniken
- Ursache ist nur vorübergehend, z. B. Infusion
- Pat. ist orientiert
- Guter AZ/EZ
- Sonstige

Ziele festlegen

- Pat. fühlt sich wohl und schläft genug
- Pat. kennt schlaffördernde Maßnahmen
- Pat. kann am alltäglichen Leben teilnehmen
- Pat. hat Schmerzen von nicht mehr als 3/10 analog der Numerischen Rangskala

Maßnahmen planen

- Biografiegespräch über Schlafgewohnheiten, z. B. Einschlafseite/-Lage
- Gespräche, um dem Pat. Sorgen und Angst zu nehmen
- Beratungsgespräche über:
  - schlaffördernde Maßnahmen
  - Entspannungsmethoden
  - Tagesgestaltung
- Pat. von langem Mittagsschlaf abraten
- Pat. zu vermehrter Tagesaktivität raten
- Pat. soll Tagesaktivitäten nicht erst spät beenden
- Pat. abendlichen Spaziergang im Freien empfehlen
- Möglichst bequeme Lagerung bettlägeriger, bewegungseingeschränkter Patienten
- Zimmer lüften
- Je nach Patientenwunsch Zimmer abdunkeln oder Licht anlassen
- Ggf. das Bett umstellen
- Ohropax anbieten
- Reduzierung nächtlicher Pflegemaßnahmen
- Ggf. bei schnarchenden Bettnachbarn anderes Zimmer
- Leichtes Essen am Abend
- Genug Essen und nicht zu früh am Abend
- Kurz vor dem Schlafengehen ein warmes Getränk anbieten
- Ggf. für ausreichend Wärme sorgen
- Ggf. für Temperaturabsenkung des Zimmers in der Nacht sorgen
- Atemstimulierende Einreibung
- Warmes Vollbad
- Feucht-warme Bauchkompressen
- Kaltes Armbad
- Kaltes Abwaschen der Beine
- Wechselfußbad
- Medikamente nach Anordnung
- Ggf. Schmerzmanagement anwenden
- Ggf. auf Selbsthilfegruppen hinweisen

Ergebnisse prüfen

- Schlaftagebuch
- Vitalzeichen
- Schmerzen
- Bewusstseinslage
- Wohlbefinden
- Strategien, Compliance

Informationen sammeln

- Seit wann bestehen die Symptome?
- War Pat. bereits in ärztlicher Behandlung?
- Wie sind die Ernährungsgewohnheiten d. Pat.? Was kann er schlucken?
  - Flüssiges?
  - Breiförmiges?
- Wie wirkt sich die Schluckstörung aus?
  - Verschluckt Pat. sich?
  - Kann Pat. nicht hinunterschlucken?
- Wie ist Ernährungszustand des Pat.?

Ursachen

- Sitz der Zahnprothese?
- Bewusstseinseintrübung?
- Kurzatmigkeit?
- Eingeschränkte oder fehlende Zungenbeweglichkeit?
- Verzögerter oder fehlender Schluss des Kehlkopfdeckels?
- Mangelnde Beweglichkeit des Kehlkopfes?
- Obstruktionen des Ösophagus?
- Ösophagusatresie?
- Zustand nach Operation im Mund- und Rachenbereich?
- Zustand nach maschineller Beatmung?
- Neurologische Störung?
- Sonstige?

Probleme

- Schmerzen?
- Mattigkeit?
- Müdigkeit?
- Entzündungen im Mund- und Rachenbereich?
- Verletzungen im Mund- und Rachenbereich?
- Unkontrollierter Speichelfluss?
- Ansammlung von Speiseresten im Mund?
- Häufiges Verschlucken?
- Husten oder Würgen beim Essen?
- Ausbleiben von Husten und Würgreflex?
- Bisswunden in den Wangen?
- Rezidivierende Pneumonien?
- Heisere, belegte Stimme nach dem Essen?
- Sonstige?

Ressourcen

- Pat. kann Nahrungsmittel breiiger Konsistenz problemlos schlucken
- Pat. hat Husten- und Würgereflex
- Guter AZ/EZ
- Ernährung ist durch therapeutische Maßnahmen sichergestellt, z. B. PEG-Sonde
- Pat. ist orientiert
- Sonstige

Ziele festlegen

- Pat. kann beschwerdefrei schlucken
- Pat. akzeptiert die erforderliche Unterstützung
- Pat. kann weiterhin oral Nahrung zu sich nehmen
- Pat. nimmt ca. 2000 ml Flüssigkeit zu sich: oral und/oder parenteral
- Pat. nimmt ausreichend Nahrung auf/wird ausreichend ernährt

Maßnahmen planen

- Gemeinsam mit Logopädie, Physiotherapie, Ergotherapie, Ärzten und anderen Therapeuten einen Pflege-, Bewegungs- und Therapieplan aufstellen, gemeinsam Ziele setzen
- Pflege entsprechend der Grunderkrankung
- Vor dem Essen Würge- und Hustenreflex prüfen
- Hilfsmittel einsetzen, z. B. Strohhalm beim Trinken
- Sitz der Zahnprothese prüfen, ggf. anpassen lassen
- Schlucktraining im Sitzen mit pürierter Kost
- Trinktraining im Sitzen mit dickflüssigen Getränken
- Keine milchigen Speisen
- Feste und flüssige Nahrung nicht mischen, z. B. Suppe mit Einlage
- Bei Nahrungsreichung nur wenig auf den Löffel nehmen
- Ggf. Flüssigkeit ebenfalls mit einem Löffel anreichen
- Pat. nach dem Essen noch ein halbe Stunde aufrecht sitzen lassen
- ☞ Aspirationsprophylaxe
- ☞ Dehydratationsprophylaxe
- Flüssigkeit nach Anordnung andicken
- Kostaufbau nach Standard Logopädie
- Magensonde nach Anordnung legen
- Wahrnehmungsförderung, z. B. durch Basale Stimulation®
- Ggf. Kontakt zu Selbsthilfegruppen herstellen

Ergebnisse prüfen

- Mund- und Rachenraum
- Schluckakt
- Atmung
- Sprache
- Temperatur
- Gewicht
- Bewusstseinslage
- Flüssigkeitsbilanz
- Wohlbefinden
- Krankheitsverständnis, Compliance

Informationen sammeln

- Seit wann klagt Pat. über Schmerzen?
- Wo lokalisiert Pat. die Schmerzen?
- Sind Ursachen bekannt, z. B. Operationen, Tumoren, Unfälle?

Schmerzäußerungen

- Pat. äußert von sich aus Schmerzen?
- Pat. gibt Schmerzen erst auf Nachfragen an?
- Durch Krankenbeobachtung: Stöhnen, Weinen, Schreien?
- Nonverbale Schmerzäußerung?
  - Erhöhter Muskeltonus?
  - Zittern?
  - Grimassen?
  - Schonhaltung?
  - Abwehr?
  - Unruhe?
  - Aggression?
  - Schweiß?

Schmerzbeschreibung

- Wo hat Pat. Schmerzen:
  - Oberfläche?
  - Tiefe?
  - Viszeral?
- Ausstrahlung?
- Intensität?
- Chronisch?
- Akut?
- Periodisch wiederkehrend?
- Blitzartig?
- Art des Schmerzes?
  - Lokalisierbar?
  - Diffus?
  - Bohrend?
  - Stechend?
  - Klopfend?
  - Scharf?
  - Dumpf?
  - Brennend?
  - Ziehend?
  - Krampfartig?
  - Beklemmend?
  - Schneidend?
  - Reißend?
  - Hämmernd?
- Begleitsymptome?
  - Schwellung?
  - Rötung?
- Phantomschmerz?
- Wann treten die Schmerzen auf?
  - Tageszeit?
  - Nach einem bestimmten Ereignis?
  - Bei Ruhe?
  - Bei Bewegung?
  - Bei Belastung?

Strategien des Patienten

- Wodurch wird der Schmerz verschlimmert?
  - Innere Anspannung?
  - Angst?
  - Sorge?
  - Depression?
  - Veränderte Zeitwahrnehmung?
  - Sonstige?
- Wodurch wird der Schmerz erleichtert?
  - Medikamente?
  - Entspannungstechniken?
  - Lagewechsel?
  - Sonstige?

Welche Folgen hat Schmerz

- Appetitlosigkeit?
- Schlafstörungen?

- Verlangsamte Bewegung?
- Immobilität?
- Reizbarkeit?
- Sozialer Rückzug?
- Partnerschaftsprobleme?
- Arbeitsunfähigkeit?
- Arbeitslosigkeit?
- Teilnahmslosigkeit?
- Bewusstseinsstörung?
- Suizidgefahr?

Allgemeine Aspekte
- Blutdruck?
- Puls?
- Temperatur?
- Atmung?
- Gewichtsverlust?

> Zur Schmerzeinschätzung eine Schmerzskala verwenden

Ressourcen
- Pat. ist medikamentös gut eingestellt
- Pat. kennt alternative Strategien gegen Schmerz, z. B. Lagerung, Atemtechnik, TCM
- Pat. kann den Schmerz beschreiben oder definieren
- Guter AZ/EZ
- Sonstige

Ziele festlegen

- Pat. macht Hilfebedarf deutlich und kann die Schmerzen beschreiben
- Pat. kennt schmerzauslösende Faktoren und meidet sie
- Pat. kennt Methoden der Schmerzlinderung und setzt sie ein
- Pat. kann nachts schlafen
- Pat. kann sich normal bewegen
- Pat. hat Schmerzen von nicht mehr als 3/10 analog der Numerischen Rangskala

Maßnahmen planen

- Pflege entsprechend der Grunderkrankung
- Ggf. bei alltäglichen Verrichtungen unterstützen
- Bei Bettlägerigkeit alle Prophylaxen
- Gespräche
- Verständnis zeigen
- Ängste und Schmerzäußerungen ernst nehmen
- Angst abbauen
- Auf nonverbale Schmerzäußerungen achten:
  - vokale Zeichen
  - mimische Zeichen
  - physische Zeichen
  - Verhaltenszeichen
- Schmerzen in Ruhe und bei Belastung auf einer Rangskala einschätzen (lassen)
- Bei Pat. mit Hirnleistungsstörungen ECPA-Schmerzskala einsetzen
- Pat. zum Führen eines Schmerztagebuchs anleiten
- In individuell angepassten Abständen Schmerzeinschätzung regelmäßig in Ruhe und bei Belastung wiederholen
- Spannungsauslösende Reize vermeiden
- Schmerzhafte therapeutische und pflegerische Maßnahmen auf ein vertretbares Minimum reduzieren
- Medikamente nach Anordnung
- Schmerzmittel zeitgenau geben
- Vor schmerzhaften Maßnahmen Schmerzmittel verabreichen
- Beruhigende, leicht massierende Waschungen
- Ggf. entspannende Bäder
- Schmerzlindernde Lagerung oder Ruhigstellung
- Ggf. Kälte- oder Wärmeanwendung
- Ggf. Massagen
- Pat. anleiten und über Schmerzbewältigungsstrategien informieren:
  - Entspannungsübungen
  - Autogenes Training
  - Yoga
  - Musik
  - Phantasiereisen
  - Gelenkte Imagination
  - Bibliotherapie
  - Beschäftigungen zur Ablenkung suchen
- Ggf. zu komplementären Therapien raten:
  - Akupunktur
  - Homöopathie
  - TCM
  - Elektrotherapie
  - Psychotherapie

- Auf Sammeln von Schmerzmitteln achten → Suizidgefahr
- Aktivitätstraining, um den bestehenden Spielraum zu erhalten oder wieder zu vergrößern

> Plötzlich auftretende Schmerzen sind ein Alarmzeichen und müssen dokumentiert werden. Arzt informieren.

Ergebnisse prüfen

- Vitalzeichen
- Schmerzen
- Soziale Kontakte
- Wohlbefinden
- Krankheitsverständnis, Compliance

Informationen sammeln

Ursachen
- Fieber?
- Bewegung?
- Adipositas?
- Diabetes?
- Schilddrüsenüberfunktion?
- Unerwünschte Arzneimittelwirkungen?
- Stress?
- Hormontherapie?
- Wechseljahre?
- Nächtlich, z. B. TBC?
- Schmerzen?
- Raumtemperatur?
- Sonstige?

Probleme
- Beschaffenheit des Schweißes?
  - Kalt?
  - Klebrig?
- Menge?
- Geruch?
- Psychische Probleme?
- Soziale Probleme?
- Isolation?
- Dehydratation?
- Blutdruck?
- Dekubitus?
- Aufquellen der Haut?
- Puls?
- Temperatur?
- Sonstige?

Ressourcen
- Pat. ist selbstständig, kann sich ohne Hilfe waschen
- Problembewusstsein des Pat., angemessene hygienische Bedürfnisse
- Intaktes soziales Umfeld
- Pat. ist orientiert
- Sonstige

Ziele festlegen
- Pat. schwitzt weniger/kennt Strategien, um d. Schweißsekretion zu reduzieren
- Pat. fühlt sich wohl
- Pat. kann am alltäglichen Leben teilnehmen
- Haut des Pat. ist intakt

Maßnahmen planen

- Pflege entsprechend der Grunderkrankung
- Ggf. bei alltäglichen Verrichtungen unterstützen
- Ganzkörperwaschungen mit stark verdünntem Salbeitee
- Ggf. Waschungen mit Essigwasser
- Regelmäßige und häufige Körperpflege
- ☞ Intertrigoprophylaxe
- ☞ Dehydratationsprophylaxe
- Bei Bettlägerigkeit alle Prophylaxen
- Vitalzeichenkontrolle
- Leichte Decke
- Pat. vor Zugluft schützen
- Pat. Waschlappen zum häufigen Abwischen des Schweißes geben
- Viel zu trinken anbieten
- Ggf. Ernährungsberatung anbieten
- Ggf. Kontakt zu Selbsthilfegruppen herstellen

Ergebnisse prüfen

- Haut
- Schweißmenge
- Flüssigkeitsbilanz
- Laborwerte
- Wohlbefinden
- Hygienische Bedürfnisse
- Krankheitsverständnis, Compliance

Schwerhörigkeit

Informationen sammeln

- Seit wann besteht die Schwerhörigkeit?
- War Pat. bereits in ärztlicher Behandlung?
- Wie schätzt Pat. seine Hörfähigkeit ein?
- Wie schätzt d. Pflegende die Hörfähigkeit ein?
- Wie kommuniziert Pat.?
- Hat Pat. ein Hörgerät?
- Benutzt Pat. das Hörgerät? Wenn nicht: warum nicht?
- Hört Pat. gut, nimmt aber nicht an seiner Umwelt teil?

Ursachen

- Altersschwerhörigkeit?
- Neurologische Erkrankungen?
- Psychische Erkrankungen?
- Nebenwirkungen von Medikamenten?
- Infekte?
- Sonstige?

Probleme

- Keine Reaktion auf Ansprache?
- Verschwommenes und zu lautes Reden?
- Ist d. Pat. der Umwelt gegenüber gleichgültig?
- Verminderte Sozialkontakte?
- Isolation?
- Ohrgeräusche (Tinnitus)?
- Gleichgewichtsstörungen?
- Reizbarkeit?
- Verlust von Lebensqualität?
- Vermeiden von Menschenansammlungen?
- Sonstige?

Ressourcen

- Pat. hört noch etwas
- Pat. ist motiviert, an seiner Umwelt teilzuhaben
- Pat. verwendet Hilfsmittel, z. B. Hörgerät, Kopfhörer zum Fernsehen
- Pat. schätzt seine Hörfähigkeit realistisch ein
- Die anderen Sinne d. Pat. funktionieren gut, er ist orientiert
- Sonstige

Ziele festlegen

- Pat. kann seine Hörprobleme richtig einschätzen
- Pat. nimmt am alltäglichen Leben teil
- Pat. ist motiviert, an Lösungen mitzuarbeiten
- Pat. kennt die Hilfsmittel und beherrscht den Umgang damit
- Hörfähigkeit ist wiederhergestellt

Maßnahmen planen

- Pflege entsprechend der Grunderkrankung
- Ggf. bei alltäglichen Verrichtungen unterstützen
- Bei Bettlägerigkeit alle Prophylaxen
- Das gesamte Umfeld d. Pat. über Hörstörungen informieren
- Pat. im Gespräch das Gesicht zuwenden, um Lippenbewegungen und Mimik ablesen zu lassen
- Langsam und in kurzen Sätzen mit deutlichen Lippenbewegungen sprechen
- Bei Nichtverstehen keine einzelnen Wörter wiederholen
- Kontakt zu Beginn des Gesprächs nonverbal herstellen
- Blickkontakt halten
- Weitere Kommunikationsmittel bereithalten, z. B. Schreibzeug
- Pat. ermutigen, sich zu äußern
- Pat. Informationsmaterial überlassen
- Ggf. Hörgerät empfehlen
- Ggf. Kontakt zum HNO-Arzt herstellen
- Ggf. Hilfestellung bei Einstellung und Wartung des Hörgeräts
- Bei Gleichgewichtsstörungen Balancetraining
- Hat Pat. ein Hörgerät, auf die Seite des Hörgeräts sprechen
- Angehörige einbeziehen
- Ggf. auf Selbsthilfegruppen hinweisen

Ergebnisse prüfen

- Kommunikationsvermögen
- Hörvermögen
- Wohlbefinden
- Krankheitsverständnis, Compliance

Schwindel

Informationen sammeln

- Seit wann liegt Schwindel vor?
- Wann tritt Schwindel auf?
- Wie macht er sich bemerkbar?
- War Pat. bereits bei einem Arzt? Wurde eine Diagnose gestellt?
- Hat Pat. Strategien, um mit dem Schwindel umzugehen? Wie geht der Schwindel wieder weg?

Ursachen

- Durchblutungsstörungen?
- Neurologische Erkrankungen?
- Morbus Menière?
- Psychische Ursachen, Stress?
- HNO-Erkrankung?
- Alkohol?
- Nebenwirkungen von Medikamenten?
- Zustand nach Schleudertrauma?
- Hypotonie?
- Blockade der HWS?
- Herzrhythmusstörung?
- Sonstige?

Probleme

- Nystagmus?
- Sturzneigung?
- Lagerungsschwindel?
- Glaubt Pat. zu sinken?
- Glaubt Pat. zu schweben?
- Fühlt sich Pat. wie in einem Karussell?
- Übelkeit?
- Erbrechen?
- Koordinationsstörungen?
- Ataxie?
- Kurze Attacken?
- Benommenheit?
- Bewusstseinsstörung?
- Sehstörung?
- Puls?
- Blutdruck?
- Schwäche?
- Sonstige?

Ressourcen

- Pat. kennt Strategien gegen Schwindel
- Keine Sturzgefahr
- Keine weiteren Erkrankungen
- Pat. ist orientiert
- Sonstige

Ziele festlegen

- Pat. fühlt sich sicher und erhält die nötige Unterstützung
- Pat. ist unverletzt
- Pat. nimmt am alltäglichen Leben teil
- Pat. ist motiviert, an Lösungen mitzuarbeiten

Maßnahmen planen

- Pflege entsprechend der Grunderkrankung
- Ggf. bei alltäglichen Verrichtungen unterstützen
- ☞ Sturzprophylaxe
- Bei Bettlägerigkeit alle Prophylaxen
- Klingel und Lichtschalter in Reichweite
- Pat. bitten, vor dem Aufstehen zu klingeln und nicht alleine aufzustehen
- Wahrnehmungsfähigkeit trainieren
- Darauf achten, dass Pat. Brille und Hörgerät trägt
- Medikamente nach Anordnung
- Haltegriffe an den Wänden besonders in Toilette u. Bad
- Stühle mit erhöhter Sitzfläche
- Überall für ausreichend Sitzmöglichkeiten sorgen
- Höhenverstellbares Bett nach Durchführung von Pflegemaßnahmen immer auf dieselbe Höhe einstellen
- Feste, gut sitzende Schuhe
- Möbel mit abgerundeten Ecken
- Bewegliche Möbel arretieren
- Keine wackligen Möbel dulden
- Zum Gebrauch von Hilfsmitteln anleiten
- Gute und blendungsfreie Beleuchtung in allen Räumen
- Bewegungsübungen
- Kraft- und Balancetraining
- Vor dem Aufstehen und Hinstellen Bodenkontakt mit den Füßen herstellen
- Angehörige einbeziehen
- Ggf. Kontakt zu Selbsthilfegruppen herstellen

Ergebnisse prüfen

- Vitalzeichen
- Wohlbefinden
- Haltung
- Gangbild
- Flüssigkeitsbilanz
- Krankheitsverständnis, Compliance

Informationen sammeln

- Seit wann liegen Sehstörungen vor?
- Wie ausgeprägt sind die Sehstörungen?
- Haben die Sehstörungen langsam begonnen oder konnte Pat. plötzlich schlechter bzw. nicht sehen?
- Verwendet Pat. Hilfsmittel, z. B. Brille, Lupe zum Lesen?
- Wie orientiert sich Pat.?
- Wie beschäftigt sich Pat.?
- Schätzt d. Pat. seine Sehstörung richtig ein?

Ursachen

- Augenerkrankungen, z. B. Glaukom?
- Sehverlust aufgrund des Alters?
- Zustand nach Augenoperation?
- Fremdpartikel im Auge?
- Augenverletzungen?
- Herpes?
- Liegen lokale Entzündungen vor?
  - Am Lid?
  - An der Bindehaut?
  - An der Hornhaut?
  - Regenbogenhaut?
  - Im Auge?
- Sonstige?

Probleme

- Sehvermögen, z. B. am Fernseher?
- Lesevermögen, z. B. beim Zeitungslesen?
- Plötzlicher einseitiger Sehverlust?
- Plötzlicher beidseitiger Sehverlust?
- Erblindung für Sekunden oder Minuten?
- Über langen Zeitraum entstehender Sehverlust?
- Gesichtsfeldverdunklung über Tage zunehmend?
- Ist das Auge gerötet?
- Ist das Auge geschwollen?
- Schmerzen beim Bewegen der Augen?
- Schläfenklopfschmerz?
- Augenschmerzen?
- Sonstige?

Ressourcen

- Pat. benutzt Sehhilfen, kommt mit ihnen gut zurecht
- Sehvermögen ist teilweise noch vorhanden
- Pat. findet sich in fremden Räumen gut zurecht
- Pat. kann Hilfe/Unterstützung annehmen
- Keine weiteren Sinne sind eingeschränkt
- Sonstige

Ziele festlegen

- Selbstständigkeit ist erhalten
- Pat. ist motiviert, an individuellen Lösungen mitzuarbeiten
- Pat. kann seine Sehbehinderung akzeptieren
- Pat. kennt Ursachen und Komplikationen
- Pat. kennt Hilfsmittel zur Bewältigung der Sehbehinderung und setzt diese ein
- Selbstwertgefühl des Pat. ist erhalten
- Pat. beherrscht den Umgang mit Augentropfen und -salbe

Maßnahmen planen

- Bei plötzlich auftretenden Sehstörungen Arzt benachrichtigen
- Hygieneregeln beachten
- Augentropfen und Medikamente nach Anordnung
- Sehhilfen besorgen, z. B. Lupe, Brille
- Weitere Hilfsmittel besorgen, z. B. Blindenuhr, Großdruckbücher, Hörbücher
- Für ausreichende Beleuchtung sorgen
- Pat. immer ansprechen und den eigenen Namen nennen
- Expertenstandard ☞ Sturzprophylaxe anwenden
- Bei Blindheit:
  - alle Personen, die an der Pflege und Behandlung beteiligt sind, über die Blindheit informieren
  - Blickkontakt ggf. durch Berührung ersetzen
  - beim Waschen Anordnung der Utensilien erklären und nie ändern
  - möglichst keine zerbrechlichen Gegenstände in der Nähe aufstellen
  - gut sichtbare u. ertastbare Kennzeichen an Türen, in Gängen u. an bestimmten Stellen im Zimmer anbringen
  - direkte Umgebung erklären u. ertasten lassen
  - Wege einüben, z. B. zum Waschbecken, zur Toilette
  - Türen nie halb geöffnet stehen lassen
  - keine Gegenstände auf dem Boden → Stolperfallen
  - kleineren Gegenständen Platz zuordnen u. nie an einen anderen Ort legen
  - Tisch möglichst freihalten
  - nichts in der Umgebung verändern, ohne d. Pat. darüber zu informieren
  - Pat. nie plötzlich allein lassen, ohne zu sagen, wo er sich im Raum befindet
  - beschreibende Sprache verwenden
  - Verlauf akuter Sehstörungen dokumentieren
  - ggf. Kontakt zu Selbsthilfegruppen herstellen

Ergebnisse prüfen

- Sehvermögen
- Vitalwerte
- Schmerzen
- Wohlbefinden
- Orientierung
- Krankheitsverständnis, Compliance

Sensibilitätsstörungen

Informationen sammeln

- Seit wann sind Sensibilitätsstörungen bekannt?
- Ist Pat. bereits in ärztlicher Behandlung?
- Gibt es eine erfolgreiche Therapie?
- Welche anderen Maßnahmen verschaffen Pat. Wohlbefinden?

Ursachen

- Periphere Nervenschädigungen?
- Durchblutungsstörungen?
- Diabetes mellitus?
- Schlaganfall?
- Schädel-Hirn-Trauma?
- Tumoren?
- Neurologische Erkrankungen?
- Nebenwirkung von Medikamenten?
- Sonstige?

Probleme

- Wo besteht die Störung?
  - Einzelne Extremitäten?
  - Halbseitig?
  - Generell?
- Dauernd?
- Kurzzeitige Attacken?
- Ungenaue Reizlokalisation?
- Schmerzen?
- Puls?
- Blutdruck?
- Berührungsempfinden?
- Schmerzempfinden?
- Überempfindlichkeit?
- Unempfindlichkeit?
- Kribbeln?
- Ameisenlaufen?
- Taubheitsgefühl?
- Temperaturempfinden?
- Beweglichkeit?
- Sonstige?

Ressourcen

- Ursache ist bekannt und reversibel
- Pat. kennt Maßnahmen, die ihm Wohlbefinden verschaffen
- Pat. hat keine Schmerzen
- Pat. hat keine weiteren Erkrankungen
- Pat. ist sportlich/kann sich gut bewegen
- Sonstige

Ziele festlegen

- Pat. hat keine Schmerzen
- Pat. hat Schmerzen von nicht mehr als 3/10 analog der Numerischen Rangskala
- Pat. erleidet keine Verletzungen und Folgeschäden

Maßnahmen planen

- Gemeinsam mit Physiotherapeuten, Ergotherapeuten, Ärzten und anderen Therapeuten Pflege-, Bewegungs- und Therapieplan aufstellen, gemeinsam Ziele setzen
- Auf ausreichende Durchblutung achten
- Keine einengenden Kleidungsstücke
- Bei Bettlägerigkeit alle Prophylaxen
- Medikamente nach Anordnung
- Schmerzeinschätzung und Therapie
- Pflege entsprechend der Grunderkrankung
- Hautpflege
- Fußpflege
- Basale Stimulation®
- Physiotherapie
- Hilfsmittel bereitstellen, z. B. Griffverlängerung und -verdickung am Essbesteck, elektrische Zahnbürste, Klettverschlüsse an der Kleidung

Ergebnisse prüfen

- Haut
- Beweglichkeit
- Schmerzen
- Vitalzeichen
- Wohlbefinden
- Schmerzen
- Krankheitsverständnis, Compliance

Informationen sammeln

- Seit wann bestehen die Symptome?
- Wie ist die Sepsis entstanden?
- Wo?
- War Pat. bereits in ärztlicher Behandlung?
- Wie wurde therapiert?

Ursachen
- Infektion?
- Organversagen?
- Abwehrschwäche?
- Sonstige?

Probleme
- Fieber?
  - Wie hoch?
  - Verlauf?
- Blasse, marmorierte Haut?
- Petechien?
- Blutungen?
- Ödeme?
- Puls?
- Blutdruck?
- Atmung?
- Appetitlosigkeit?
- Übelkeit?
- Erbrechen?
- Diarrhö?
- Schmerzen?
- Lebervergrößerung?
- Milzvergrößerung?
- Gerinnungsstörungen?
- Bewusstseinseintrübung?
- Sonstige?

Ressourcen
- Erreger ist bekannt und nicht resistent gegen Antibiotika
- Pat. hat keine Allergien gegen Antibiotika
- Pat. hat keine weiteren Erkrankungen
- Guter AZ/EZ
- Sonstige

Ziele festlegen

- Sepsis heilt aus
- Kreislauf ist aufrechterhalten
- Pat. hat beschwerdefreie, als ausreichend erlebte Atmung
- Pat. hat ausgewogene Flüssigkeitsbilanz
- Körpertemperatur des Pat. ist im Normbereich

Maßnahmen planen

- Bettruhe
- Alle Prophylaxen
- Unterstützen bei der Körperpflege
- Vitalzeichen häufig kontrollieren
- ☞ Flüssigkeitsbilanzierung
- Medikamente nach Anordnung
- Vermeiden von Verletzungen
- Bei Petechien nie Pflaster, sondern Binden verwenden
- Bei Ödemen: entsprechende Extremität hochlagern
- Separates Waschbecken
- Separate Toilette
- Hygieneartikel des Pat. beschriften und gesondert aufbewahren
- Ggf. Einzelzimmer
- Pat. ggf. auf Infektionsstation verlegen
- Einmalhandschuhe u. Schutzkittel bei möglichem Kontakt mit Blut und Ausscheidungen tragen
- Bei Resistenz:
  - Isolation (Einzelzimmer mit Nasszelle)
  - strenge Hygieneregeln
  - Schutzkittel
  - Handschuhe
  - Mundschutz
  - tägliche Flächendesinfektion
  - Pflegeutensilien, Blutdruckmanschette, Stethoskop, Gebrauchsgegenstände im Zimmer belassen
  - Wäsche noch im Zimmer in den Wäschesack entsorgen u. den Sack verschließen
  - möglichst selten und von möglichst wenigen Personen das Zimmer betreten lassen
  - Esstablett erst kurz vor dem Abtransport des Wagens aus dem Zimmer holen
  - Schlussdesinfektion

Ergebnisse prüfen

- Vitalzeichen
- Haut
- Flüssigkeitsbilanz
- Bewusstseinslage
- Wohlbefinden
- Krankheitsverständnis, Compliance

Septische Wunden

☞ auch Wunden; ☞ Infektion, lokale; ☞ MRSA

Informationen sammeln

- Seit wann ist Wunde septisch?
- Wie wurde Wunde vorher therapiert?
- Welcher Erreger ist in der Wunde?
- Ist der Erreger resistent gegen Antibiotika?

Probleme

- Entzündungszeichen?
  - Schmerz?
  - Rötung?
  - Schwellung?
  - Überwärmung?
  - Funktionsstörung?
- Lokalisation?
- Art der Wunde?
- Größe?
- Tiefe?
- Sekretion?
- Wundränder?
  - Spannung?
  - Aufgeplatzt?
  - Nekrosen?
- Fieber?
- Puls?
- Blutdruck?
- Tetanusimpfschutz?
- Schmerzen?
- Sonstige?

Ressourcen

- Erreger ist lokal begrenzt
- Pat. hat keine weiteren Entzündungsherde
- Guter AZ/EZ
- Pat. hat keine Schmerzen
- Sonstige

Ziele festlegen

- Erreger ist erfolgreich bekämpft
- Sekretabfluss ist gewährleistet
- Keimreduktion ist erfolgt
- Verschleppung der Keime ist verhindert
- Struktur und Funktion sind wiederhergestellt
- Komplikationen sind vermieden, z. B. Ausbreitung der Infektion

Maßnahmen planen

- Versorgung der Wunde nach Rücksprache mit Arzt/Wundtherapeuten, z. B. Alginate, Silber-Aktivkohle, Vakuum-Versiegelung
- Wundreinigung von außen nach innen
- Nässende Verbände ggf. häufig wechseln
- Hygieneregeln beachten
- Medikamente nach Anordnung
- Der Verband soll die Beweglichkeit möglichst nicht einschränken
- Bei Bettlägerigkeit alle Prophylaxen
- Fiebersenkende Maßnahmen nach Anordnung
- Auf ausreichende Flüssigkeitszufuhr achten
- Auf ausgewogene, vitaminreiche Ernährung achten
- Flüssigkeitsbilanz
- Regelmäßige Wundkontrolle
- Regelmäßige Dokumentation, einschließlich Fotodokumentation

Ergebnisse prüfen

- Wunde
- Haut
- Vitalzeichen
- Ernährung
- Wohlbefinden
- Krankheitsverständnis, Compliance

Sinusitis

= Nasennebenhöhlenentzündung

Informationen sammeln

- Seit wann sind Symptome bekannt?
- Ist die Sinusitis akut aufgetreten oder chronisch?
- Wie wird die Sinusitis therapiert? Erfolgreich?
- Was ist die Ursache?

Betroffene Höhle/Probleme

- Schnupfen?
- Behinderte Nasenatmung?
- Fieber?
- Blutdruck?
- Puls?
- Schwäche?
- Kieferhöhlenentzündung:
  - starke, pochende Schmerzen im Bereich der Kieferhöhle, Mittelgesicht, Schläfenregion
  - Schmerz verändert sich beim Bücken
  - Nasenatmung ist behindert
- Stirnhöhlenentzündung:
  - Schmerzen in Stirnregion, strahlen in inneren Augenwinkel aus
- Entzündung der Siebbeinzellen:
  - Schmerzen/Druck im Bereich der Nasenwurzel, des inneren Augenwinkels
- Keilbeinhöhlenentzündung:
  - uncharakteristische Kopfschmerzen
- Sonstige?

Ressourcen

- Pat. hat keine Schmerzen
- Pat. hat keine weiteren Entzündungen/Erkrankungen
- Nachtruhe ist ungestört
- Guter AZ/EZ
- Sonstige

Ziele festlegen

- Komplikationen u. Ausbreitung der Infektion verhindern
- Pat. ist beschwerdefrei
- Pat. hat ausgewogene Flüssigkeitsbilanz
- Körpertemperatur des Pat. ist im Normbereich

Maßnahmen planen

- Pflege entsprechend der Grunderkrankung
- Bei Bettlägerigkeit alle Prophylaxen
- Medikamente nach Anordnung
- Inhalation
- Ggf. atemstimulierende Einreibungen
- Schmerzmanagement anwenden
- Lagerung nach Wohlbefinden, meist Oberkörper hoch
- Vitalzeichen kontrollieren, insbesondere Temperatur
- Ggf. Spülung der Höhle nach Anordnung
- Fiebersenkende Maßnahmen nach Anordnung
- Auf ausreichende Flüssigkeitszufuhr achten
- Auf ausgewogene, vitaminreiche Ernährung achten
- ☞ Flüssigkeitsbilanz

Ergebnisse prüfen

- Schmerzen
- Schnupfen
- Atmung
- Wohlbefinden
- Krankheitsverständnis, Compliance

Skabies

= Krätze

Informationen sammeln

- Seit wann liegen Symptome vor?
- Ist Umfeld d. Pat., z.B. Familie, Beruf, Schule, auch infiziert?

Begleitende Ursachen

- Bakterielle Superinfektion?
- Abwehrschwäche?
- Sonstige?

Probleme

- Juckreiz?
- Feine bräunliche Linien unter der Haut (Milbengänge)?
- Befallene Stellen:
  - Hände?
  - Füße?
  - Ellenbeugen?
  - Nabelregion?
  - Brustwarzen?
  - Penis?
- Kratzspuren?
- Exanthem?
- Sonstige?

Ressourcen

- Pat. Krankheitsverständnis
- Pat. ist frühzeitig zur Therapie gekommen
- Pat. hat keine Immunschwäche
- Pat. ist orientiert
- Sonstige

Ziele festlegen

- Pat. ist frei von Parasiten
- Haut juckt nicht, Pat. fühlt sich wohl
- Pat. wendet geeignete Maßnahmen zur Beruhigung des Juckreizes an
- Haut ist intakt

Maßnahmen planen

- Keine Kosmetika oder Hautpflegemittel während Therapie
- Anwendung von lokalem Therapeutikum nach Anordnung
- Pat. vor Auftragen des Therapeutikums mit Detergens waschen oder duschen lassen
- Den ganzen Körper vom Hals abwärts einreiben
- Nach drei Tagen gereizte Haut mit Ölbädern (Vorsicht, Rutschgefahr) und Cremes pflegen
- Bettwäsche und alle Textilien täglich wechseln und waschen
- Nicht waschbare Gegenstände für 2 Wochen luftdicht verschließen oder 24–48 Std. einfrieren
- Flächen täglich reinigen
- Teppiche und Polster mit starkem Staubsauger absaugen
- Abfall des Pat. in geschlossenen Plastiktüten oder -säcken transportieren
- Bei allen Verrichtungen (Bettenmachen) Schutzkittel und Einmalhandschuhe tragen, Kittel vor Verlassen des Zimmers in Wäschesack neben der Tür entsorgen
- Hände immer gründlich mit Seifenlauge waschen; Desinfektion ist nicht wirksam!
- Nach Entlassung d. Pat. Matratzen, Kissen, Decken in die Dampfdesinfektion schicken

Ergebnisse prüfen

- Haut
- Juckreiz
- Wohlbefinden
- Krankheitsverständnis, Compliance

Sonden (PEG, PEJ, Magensonde)

Informationen sammeln

- Wie lange liegt die Sonde?
- Was für eine Sonde hat Pat.?
  - Nasogastral?
  - Nasojujenal?
  - Nasobiliär?
  - PEG?
  - PEJ?
  - Einlumig?
  - Doppellumig?
- Ist die Sonde temporär oder dauerhaft angelegt?
- Wozu dient die Sonde?
  - Ernährung?
  - Ablaufen von Sekret?

Ursachen

- Unfähigkeit, Nahrung u. Flüssigkeit aufzunehmen?
- Schluckstörungen?
- Tumor?
- Abflusshindernis im Bereich der Gallengänge?
- Postoperativ?
- Sonstige?

Probleme

- Akzeptanz der Sonde?
- Vitalzeichen?
- Bewusstseinslage?
- Orientierung?
- Gewicht?
- Übelkeit?
- Erbrechen?
- Würgereflex?
- Haut um Einstichstelle/Nasenloch?
- Schmerzen?
- Durchfall?
- Obstipation?
- Haut:
  - Ulzera an der Nase?
  - Infektion bei PEG, PEJ?
- Sonstige?

Ressourcen

- Pat. ist orientiert und versteht, warum die Sonde indiziert ist
- Pat. darf trinken
- Sonde soll nicht dauerhaft belassen werden
- Sonde ist dem Pat. nicht unangenehm
- Sonstige

Ziele festlegen

- Pat. ist informiert und akzeptiert die Sonde
- Pat. hat BMI über 24
- Pat. nimmt ca. 2000 ml Flüssigkeit pro Tag zu sich

Maßnahmen planen

- Pflege entsprechend der Grunderkrankung
- Ggf. Hilfe bei alltäglichen Verrichtungen
- ☞ Soor- und Parotitisprophylaxe
- Bei Bettlägerigkeit alle Prophylaxen
- Verbandswechsel bei PEG- oder PEJ-Sonde nach Standard
- Bei Nasensonde Fixationsstelle täglich wechseln
- Nasenlöcher täglich säubern und mit Salbe pflegen
- Material zur Pflege der Sondeneintrittstelle bereitlegen
- Nahrung und Flüssigkeit nach Anordnung über Sonde verabreichen
- Tabletten: prüfen, ob im zermörserten Zustand applizierbar, einzeln verabreichen, mit Flüssigkeit nachspülen
- Nach Anordnung/Rücksprache Nasensonde wechseln oder neu legen
- Bei Magensonde regelmäßige Lagekontrolle
- Bei Sekretabsaugung auf Menge, Farbe und Geruch achten

Ergebnisse prüfen

- Vitalzeichen
- Wohlbefinden
- Haut, Schleimhaut
- Sondenlage
- Gewicht
- Flüssigkeitsbilanz
- Sekret
- Verständnis, Compliance

Sondenernährung

Informationen sammeln

- Seit wann liegt die Sonde?
- Wo liegt die Sonde?
  - Magen?
  - Zwölffingerdarm?
  - Dünndarm?
- Welche Nahrung?
  - Hochmolekular?
  - Niedermolekular?
  - Diabeteskost?
  - Andere?
- Indikation für Sondenanlage?
- Verabreichung mittels:
  - Schwerkraft?
  - Spritze?
  - Pumpe: kontinuierlich o. Bolusgaben?

Probleme

- Bewusstseinslage?
- Durchfall?
- Verstopfung?
- Erbrechen?
- Übergewicht?
- Untergewicht?
- Herzerkrankungen?
- Lungenerkrankungen?
- Nierenerkrankungen?
- Wunden?
- Spastiken?
- Fieber?
- Sonstige?

Ressourcen

- Pat. akzeptiert Sonde u. versteht die Notwendigkeit
- Pat. kann/darf oral Nahrung und/oder Flüssigkeit zu sich nehmen
- Pat. verträgt Sondenkost
- Pat. ist orientiert
- Guter AZ/EZ
- Sonstige

Ziele festlegen

- Pat. erhält seiner Situation angepasste Menge an Kalorien
- Pat. erhält seiner Situation angepasste Menge an Eiweiß
- Pat. hat einen BMI > 24
- Pat. erhält ca. 2000 ml Flüssigkeit pro Tag
- Pat. hat mindestens 4 Std. Nahrungs- und Flüssigkeitspause in der Nacht

Maßnahmen planen

- Nahrungsmenge in Absprache mit Arzt und Sondenkostbeauftragten ermitteln
- Mundpflege
- Sondennahrung richtig temperiert verabreichen
- Auf Farbe und Aussehen der Sondennahrung achten
- Pat. bei der Verabreichung von Sondenkost aufrichten (mind. 30°) oder sitzen lassen
- Pat. nach der Nahrungszufuhr noch eine halbe Stunde sitzen lassen
- Bei Bettlägerigkeit alle Prophylaxen, sonst ggf.:
  - ☞ Aspirationsprophylaxe
  - ☞ Dehydratationsprophylaxe
  - ☞ Soor- und Parotitisprophylaxe
- Nach Nahrungszufuhr Sonde mit Flüssigkeit durchspülen
- Geschwindigkeit der Nahrung nach Anordnung
- Medikamente nach Anordnung, getrennt von der Nahrungsaufnahme
- Prüfen, ob Medikamente zermörsert gegeben werden können, einzeln verabreichen
- Vor und nach Medikamentengabe Sonde mit Flüssigkeit durchspülen
- Nach beendeter Nahrungs- und Flüssigkeitsaufnahme Sonde verschließen
- Kostaufbau nach Standard oder Anordnung

Ergebnisse prüfen

- Flüssigkeitsbilanz
- Ernährungsprotokoll
- Gewicht
- Krankheitsverständnis, Compliance
- Wohlbefinden

Soor

☞ auch Mykosen, ☞ HIV-Infekt

Informationen sammeln

- Seit wann ist Soor bekannt?
- Hat d. Pat. zum ersten Mal Soor? Wenn nicht, wie wurde es vorher therapiert?
- Lokalisation?
  - Mund?
  - Speiseröhre?
  - Lunge?
  - Darm?
  - Vagina?
  - Haut?
- Soorsepsis?

Ursachen

- Haut und Schleimhautbesiedelung mit Pilzorganismen?
- Infektion bei erschwerenden Faktoren
- Immunschwäche?
  - HIV-Infektion?
  - Zytostatikabehandlung?
  - Krebs?
- Antibiotikabehandlung?
- Hormonbehandlung?
- Schwangerschaft?
- Sonstige?

Probleme

- Belag auf der Zunge?
- Schmerzen?
- Juckreiz?
- Hautrötung?
- Vaginaler Ausfluss?
- Dysurie?
- Fieber?
- Sonstige?

Ressourcen

- Pat. hat keine Immunerkrankung
- Soor ist lokal begrenzt
- Guter AZ/EZ
- Bei Lokalisation Mund:
  - Pat. kann essen und trinken
  - Pat. führt selbstständig Mundpflege durch
- Intaktes soziales Umfeld
- Pat. ist orientiert
- Sonstige

Ziele festlegen

- Pat. hat keinen Soor mehr
- Pat. akzeptiert die Therapie u. versorgt sich ggf. selbst gewissenhaft
- Haut/Schleimhaut juckt nicht, Pat. fühlt sich wohl
- Pat. wendet geeignete Maßnahmen zur Beruhigung des Juckreizes an
- Superinfektion ist vermieden
- Haut ist intakt

Maßnahmen planen

- Pflege entsprechend der Grunderkrankung
- ☞ Dehydratationsprophylaxe
- Medikamente nach Anordnung
- Behandlungsdauer genau einhalten
- Mundpflege mehrmals täglich
- Viel zu trinken anbieten
- Speichelfluss anregen
- Bei Befall der Sexualorgane Partner informieren
- Immunsystem stärken
- Ballaststoff- und vitaminreiche Kost

Ergebnisse prüfen

- Haut und Schleimhaut
- Gewicht
- Flüssigkeitsbilanz
- Orientierung
- Krankheitsverständnis, Compliance

Soor- und Parotitisprophylaxe

Informationen sammeln

Ursachen für Gefahr eines Soors/einer Parotitis

- Mundtrockenheit?
- Geringer Speichelfluss?
- Atmung durch den Mund?
- Häufige Atemnot?
- Abwehrschwäche?
- Schlechter Allgemeinzustand?
- Zuckerreiche Ernährung?
- Antibiotika?
- Bewusstlosigkeit?
- Pat. kann keine Nahrung zu sich nehmen?
- Dehydratation?
- Sonstige?

Ressourcen

- Pat. kann essen und trinken
- Pat. führt selbstständig Mundpflege durch
- Pat. hat keine Immunerkrankung
- Pat. ist orientiert
- Sonstige

Ziele festlegen

- Pat. hat eine belagfreie Mundschleimhaut
- Pat. akzeptiert die Maßnahmen oder führt selbst eine angemessene Mundpflege durch
- Pat. ernährt sich gesund
- Pat. hat beschwerdefreie und ungehinderte Speichelsekretion
- Pat. hat eine gute Abwehrlage

Maßnahmen planen

- Einschätzen des Soor- und Parotitisrisikos
- Regelmäßige Mundpflege mehrmals täglich
- Ggf. Zahnprothesenpflege
- Ggf. Zunge mit Zahnbürste abreiben
- Mundspülung mehrmals täglich
- Speichelfluss anregen durch Anwendung von:
  - Zitronensaft
  - Salbeilösung
  - Kamillenlösung
  - Kaugummi
  - Myrrhentee oder -tinktur
- Auswischen der Mundhöhle bei Nahrungskarenz mit Kamillen- oder Myrrhenlösung
- Pat. viel zu trinken anbieten
- Pat. zum Sprechen anregen
- Leichte Massage der Ohrspeicheldrüse

Ergebnisse prüfen

- Mundschleimhaut
- Zunge
- Wohlbefinden
- Verständnis, Compliance

Spastik

Informationen sammeln

- Seit wann hat Pat. die Spastik(en)?
- Welche Muskeln sind betroffen?
- Hat der Pat. eine Streck- oder Beugespastik?
- Welche Therapien werden angewendet und welche sind davon erfolgreich?
- Sind die Angehörigen involviert?

Ursachen

- Neurologische Erkrankung?
- Sonstige?

Probleme

- Ist die Spastik vorübergehend?
- Erhöhter Muskeltonus?
- Muskelzittern?
- Erschwerte Gelenkbeweglichkeit?
- Gelenksteifigkeit?
- Erhöhter Energiebedarf?
- Bewusstsein?
- Orientierung?
- Schmerzen?
- Angst?
- Sonstige?

Ressourcen

- Pat. kann sich bewegen/ist mobil
- Pat. kann mit physiotherapeutischen Maßnahmen gegen Spastik anwirken
- Angehörige/Familie unterstützen Pat.
- Spastik ist reversibel/immer nur vorübergehend
- Sonstige

Ziele festlegen

- Muskeltonus ist verringert
- Pat./Angehörige kennen Strategien gegen Spastik und wenden diese an
- Gelenkbeweglichkeit ist erhalten bzw. gefördert

Maßnahmen planen

- Gemeinsam mit Physiotherapie, Ergotherapie, Ärzten und anderen Therapeuten Pflege-, Bewegungs- und Therapieplan aufstellen, gemeinsam Ziele setzen
- Pflege entsprechend der Grunderkrankung
- Bei Bettlägerigkeit alle Prophylaxen
- Vorhandene Fähigkeiten erkennen und fördern
- Hilfe bei alltäglichen Verrichtungen
- Anwenden des Bobath-Konzeptes:
  - Regulierung des Muskeltonus
  - Anbahnung normaler, selektiver Bewegungen
  - Verbesserung der Wahrnehmung
  - alle Beteiligten wenden das Konzept rund um die Uhr an
- Vorgehen nach dem Prinzip:
  - je größer die Unterstützungsfläche, desto geringer der Muskeltonus
  - je härter die Unterstützungsfläche, desto geringer der Muskeltonus
- Langsame taktile Stimulation
- Streichungen der Muskelantagonisten
- Aktive und passive Bewegungsübungen zur Unterstützung der krankengymnastischen Therapie
- Ggf. Kontakt zu Selbsthilfegruppen herstellen
- Medikamente nach Anordnung
- Gelenkstatus mit Winkelmessung erheben
- Schienen nach Anordnung anlegen
- Ggf. Angehörige in die Behandlung einbeziehen

Ergebnisse prüfen

- Beweglichkeit
- Wohlbefinden
- Gewicht
- Gelenkstatus
- Muskeltonus
- Krankheitsverständnis, Compliance

☞ Spitzfußprophylaxe

Informationen sammeln

- Ist der Spitzfuß angeboren oder erworben?
- Grad der Bewegungseinschränkung?

Ursachen
- Pflege- und Behandlungsfehler bei Immobilität und Bettlägerigkeit?
- Inaktivität, z. B. durch Extension oder Gipsverband?
- Posttraumatisch?
- Systemisch, z. B. bei Hämophilie?
- Lähmungen bei Hirn- und Rückenmarkserkrankungen?
- Neurologische Erkrankungen?
- Infantile Zerebralparese?

Probleme
- Steppergang (Hahnentritt)?
- Inaktivität?
- Immobilität?
- Bettlägerigkeit?
- Lähmungen?
- Spastik?
- Schmerzen?
- Sonstige?

Ressourcen
- Pat. ist mobil oder nur temporär immobil
- Guter AZ/EZ
- Keine Lähmungen
- Keine weiteren Erkrankungen
- Sonstige

Ziele festlegen

- Noch vorhandene Beweglichkeit ist erhalten
- Pat. kennt Bewegungsübungen und führt diese selbstständig durch
- Pat. ist schmerzfrei
- Weitestgehende Rückbildung der Fehlstellung

Maßnahmen planen

- Pat. zu eigenaktiven Bewegungsübungen anleiten und motivieren
- Bei liegendem Pat. Beine im Wechsel aufstellen und Gewicht in die Matratze drücken lassen
- Auf (Super-)Weichlagerung verzichten
- Ggf. orthopädische Schuhe nach Anordnung anpassen lassen
- Schienenversorgung
- Physiotherapie

Ergebnisse prüfen

- Fußstellung
- Mobilität
- Schmerzen
- Eigeninitiative
- Wohlbefinden
- Krankheitsverständnis, Compliance

Spitzfußprophylaxe

Informationen sammeln

- Seit wann bestehen die Symptome?

Ursachen für Gefahr eines Spitzfußes
- Bettlägerigkeit?
- Immobilität?
- Lähmungen?
- Neurologische Erkrankungen?
- Spastiken?
- Schmerz?
- Sonstige?

Probleme
Gelenkstellung?

Ressourcen
- Pat. kann sich teils selbst bewegen
- Pat. kann stehen
- Pat. ist motiviert und absprachefähig
- Pat. ist orientiert
- Sonstige

Ziele festlegen

- Fußgelenk ist weiterhin voll beweglich
- Pat. kann stehen
- Pat. kann Becken selbstständig anheben

Maßnahmen planen

- Pflege entsprechend der Grunderkrankung
- Bei Bettlägerigkeit alle Prophylaxen
- Lagerung abwechselnd in Streck-, Beuge- und in physiologischer Mittelstellung
- Sprunggelenk in annähernd 90° Winkel lagern
- Weiche Fußstützen → keine Fußstütze bei Pat. mit neurologischen Erkrankungen!
- Die ganze Fußsohle mit gezielter Spürinformation versorgen
- In Rückenlage Druck von Bettdecke auf die Zehen vermeiden (Bettbogen)
- Pat. in einen Lehnstuhl setzen. Die Füßen müssen Kontakt zum Boden haben
- Fuß passiv durchbewegen
- Bewegungsübungen der Füße bzw. des Sprunggelenks zeigen und ausführen lassen
- Beim Waschen Bein aufstellen (lassen), nicht an der Ferse anheben
- Pat. im Liegen das Becken bei aufgestellten Beinen anheben lassen
- Angehörige einbeziehen
- Schienen nach Anordnung

Ergebnisse prüfen

- Gelenkstellung
- Gelenkbeweglichkeit
- Muskeltonus
- Schmerz
- Krankenverständnis, Compliance

Informationen sammeln

Seit wann besteht die Sprachstörung?

Ursachen

- Neurologische Erkrankungen?
- Zustand nach Schlaganfall?
- Psychische, psychiatrische Erkrankungen?
- Nebenwirkungen von Medikamenten?
- Bewusstseinslage?
- Verwirrtheit?
- Sonstige?

Probleme

- Welche Sprache versteht und spricht Pat.?
- Versteht und spricht Pat. Deutsch?
- Ist verbale Kommunikation möglich?
- Versteht der Pat. seine Gesprächspartner?
- Werden Wörter falsch verwendet?
- Ergibt das Gesprochene Sinn?
- Werden Sätze falsch gebildet?
- Wortfindungsstörungen?
- Umschreibt Pat. ein Wort, das ihm nicht einfällt?
- Werden Laute und Wörter vertauscht?
- Werden Laute und Wörter wiederholt?
- Werden unübliche Laute und Wörter gebildet?
- Sind Lesen und Schreiben beeinträchtigt?
- Ist das Sprechen für den Pat. eine große Anstrengung?
- Spricht Pat. nur einzelne Wörter?
- Redet Pat. viel?
- Redet Pat. flüssig?
- Telegrammstil?
- Lautstärke?
- Betonung?
- Sonstige?

Ressourcen

- Pat. erfasst die Bedeutung von Wörtern und Sätzen, wenn man mit ihm spricht
- Pat. erfasst die Bedeutung von Mimik und Gestik
- Pat. weiß, dass er die Bedeutung der Wörter nicht erfasst
- Pat. ist orientiert
- Pat. ist motiviert, der Sprachstörung entgegenzuwirken
- Pat. hat keine weiteren Einschränkungen der Sinne
- Sonstige

Ziele festlegen

- Pat. hat vorhandene Sprachfähigkeiten gefestigt und nicht weiter verloren
- Pat. hat Sprachfähigkeiten zurückgewonnen
- Pat. ist informiert und orientiert
- Pat. teilt sich mit
- Pat. nimmt am alltäglichen Leben teil

Maßnahmen planen

- Gemeinsam mit Logopäden, Physiotherapeuten, Ergotherapeuten, Ärzten und anderen Therapeuten Pflege-, Bewegungs- und Therapieplan aufstellen, gemeinsam Ziele setzen
- Pflege entsprechend der Grunderkrankung
- Pat. ernst nehmen
- Einfache, aber grammatikalisch korrekte Sätze bilden, nicht im Telegrammstil/Kindersprache mit d. Pat. sprechen
- Fragen stellen, auf die mit Ja oder Nein geantwortet werden kann
- Keine schwierigen Fragen stellen, z. B. geschlossene Fragen
- Fragen nacheinander stellen, nicht gleichzeitig
- Pat. zum Sprechen ermuntern
- Geduldig zuhören
- Pat. Zeit lassen, das richtige Wort zu finden
- Pat. nicht unterbrechen
- Gegenstände des Alltags nennen lassen, z. B. bei der Körperpflege
- Zu Sprachübungen nach Rücksprache mit Therapeuten anleiten
- Hilfsmittel einsetzen, z. B. Sprechtafel, Kommunikationsbuch
- Mitpatienten informieren
- Logopädische Behandlung unterstützen
- Medikamente mit Nebenwirkungen aufs Sprachzentrum nach Anordnung absetzen lassen

Ergebnisse prüfen

- Sprache
- Aussprache
- Krankheitsverständnis, Compliance

Sprechstörungen

Informationen sammeln

- Seit wann bestehen Sprechstörungen?
- Besteht Sprechstörung aufgrund von:
  - zentralvenösem Problem?
  - Unfähigkeit, Worte korrekt auszusprechen, z. B. Stottern?
  - Erkrankungen des Sprachapparates, z. B. Mund, Rachen, Kehlkopf?
  - Unsicherheit/Angst?
  - medizinischen Eingriffen, z. B. Tracheotomie?
- Sitzt die Zahnprothese richtig?
- Verwendet Pat. Hilfsmittel?
- Sonstige?

Probleme

- Versteht Pat., kann aber seine „gedachten“ Worte nicht oder nicht verständlich aussprechen?
- Können bestimmte Laute nicht gebildet werden?
- Stottern?
- Verwaschene, undeutliche Aussprache?
- Ringt Pat. um Worte?
- Vermehrte Gestik?
- Sonstige?

Ressourcen

- Pat. ist motiviert, sich mitzuteilen
- Ursache ist reversibel
- Pat. verwendet Hilfsmittel
- Pat. ist orientiert
- Sonstige

Ziele festlegen

- Pat. teilt sich mit und wird verstanden
- Pat. akzeptiert das Sprechproblem
- Pat. kennt und benutzt Hilfsmittel
- Pat. hat soziale Kontakte

Maßnahmen planen

- Geduldig zuhören
- Pat. Zeit lassen, Wörter und Sätze zu formulieren
- Zu Sprechübungen nach Rücksprache mit Therapeuten anleiten
- Pat. mit Schreibtafel, Papier, Stiften versorgen
- Pat. zum Schreiben und Lesen anregen
- Logopädische Behandlung unterstützen
- Evtl. Sprechhindernisse (Zahnprothese) beseitigen
- Über Hilfsmittel informieren (Sprechtafel, Communicator, Alltalk)

Ergebnisse prüfen

- Sprechfähigkeit
- Verständlichkeit
- Benutzung von Hilfsmitteln
- Wohlbefinden,
- Motivation
- Krankheitsverständnis, Compliance

Star, grauer

☞ Katarakt

Star, grüner

☞ Glaukom

Stoma

☞ Kolostoma

☞ Tracheostoma

Stomatitis

Informationen sammeln

- Seit wann bestehen die Symptome?
- Zum ersten Mal?

Ursachen

- Infektion, z. B. Candida albicans?
- Mangelnde Mundhygiene?
- Immunsuppression?
- Strahlentherapie?
- Chemotherapie?

Probleme

- Brennende Schmerzen?
- Schmerzen beim Kauen und Schlucken?
- Eingeschränkte orale Flüssigkeits- und Nahrungsaufnahme?
- Nahrungsverweigerung, z. B. bei Säuglingen, Kleinkindern?
- Trockenheitsgefühl im Mund?
- Rötung?
- Beläge?
- Mundgeruch?
- Leicht auszulösende Schleimhautblutungen?
- Sonstige?

Ressourcen

- Pat. hat keine weiteren Entzündungen
- Pat. hat keine Immunerkrankung
- Guter AZ/EZ
- Pat. kann essen und trinken
- Pat. kann Mundpflege selbstständig durchführen
- Pat. kennt symptomlindernde Therapie
- Sonstige

Ziele festlegen

- Pat. hat intakte Mundschleimhaut
- Schmerzfreie Nahrungs- und Flüssigkeitsaufnahme
- Exsikkose und Mangelernährung sind vermieden
- Pat. ist über den Stellenwert der Mundhygiene aufgeklärt und führt diese regelmäßig durch

Maßnahmen planen

- Erfassung und Beurteilung des oralen Zustands
- Mundpflege mehrmals täglich
- Pat. zur regelmäßigen und angemessenen Mundpflege anleiten
- Spezielle Mundpflege bei Nahrungskarenz
- Medikamente nach Anordnung
- Gabe von anästhesierenden Lutschtabletten
- Eiswürfel aus Tee oder Saft zum Lutschen geben
- Mundspülungen z. B. mit Kamillen- oder Salbeitee
- Weiche oder pürierte säurearme Kost anbieten
- Zuckerhaltige und scharf gewürzte Nahrungsmittel vermeiden
- Viel zu trinken anbieten → Vorsicht bei Herz- und Niereninsuffizienz
- Ggf. ☞ Flüssigkeitsbilanzierung

Ergebnisse prüfen

- Mundschleimhaut
- Zunge
- Flüssigkeitsbilanz
- Hautturgor
- Wohlbefinden
- Krankheitsverständnis, Compliance

Informationen sammeln

- Seit wann besteht Stuhlinkontinenz?
- Verwendet Pat. Hilfsmittel?
- Wie reagiert Pat. auf die Stuhlinkontinenz: offen, verschämt oder streitet er Probleme ab?

Ursachen

- Schwäche der Beckenbodenmuskulatur?
- Darmerkrankung?
- Neurologische Erkrankung?
- Demenz?
- Fehlende Orientierung?
- Bewusstlosigkeit?
- Sonstige?

Probleme

- Kontrollverlust für Winde und dünnflüssigen Stuhl?
- Kontrollverlust für jede Stuhlgangform?
- Diarrhö?
- Hautschäden?
- Harninfekt?
- Psychische Belastung?
- Angst?
- Aggression?
- Trotzverhalten?
- Scham?
- Sonstige?

Ressourcen

- Pat. achtet auf Stuhldrang
- Pat. spürt den Stuhldrang
- Pat. kann selbstständig auf Toilette gehen
- Pat. kommt mit Hilfsmitteln (Einlagen, Inkontinenzhosen) zurecht
- Selbstständige Intimpflege ist möglich
- Pat. steht dem Problem offen gegenüber
- Pat. ist orientiert
- Sonstige

Ziele festlegen

- Hautschäden sind vermieden
- Pat. arbeitet konstruktiv an der Problemlösung mit
- Pat. ist sozial akzeptiert
- Pat. nimmt am öffentlichen Leben teil

Maßnahmen planen

- Ausscheidungsprotokoll anlegen bzw. Pat. anleiten, dieses eigenständig zu führen
- Matratze mit Gummituch und Laken mit Molton abdecken
- Hilfsmittel anwenden oder Pat. zu ihrem Gebrauch anleiten
- ☞ Intertrigoprophylaxe
- Unterstützung bei Bedarf:
  - Gang zur Toilette
  - Wäschewechsel
  - Hautpflege
  - Inkontinenzhilfsmittel anwenden
  - Händehygiene
- Beckenboden- und Schließmuskeltraining
- Medikamente nach Anordnung
- Toilettenrhythmus trainieren
- Saubere Toilette
- Toilette in angepasster Sitzhöhe
- Haltegriffe an der Wand neben der Toilette
- Gespräche anbieten, Verständnis zeigen
- Zur Anschaffung leicht zu öffnender Kleidung raten
- Ggf. Toilettenstuhl nachts neben das Bett stellen

Ergebnisse prüfen

- Ausscheidung
- Haut
- Orientierung
- Bewusstseinslage
- Umgang mit Hilfsmitteln
- Wohlbefinden
- Krankheitsverständnis, Compliance

Informationen sammeln

- Wann ist Pat. das letzte Mal gestürzt?

Ursachen für Sturzgefahr

- Körperbalance?
- Gleichgewicht?
- Gangveränderung?
- Eingeschränkte Bewegungsfähigkeit?
- Erkrankungen, die mit veränderter Mobilität, Sensibilität und Motorik einhergehen?
  - Multiple Sklerose?
  - Parkinsonsyndrom?
  - Schlaganfall?
  - Polyneuropathie?
  - Ostheoarthritis?
  - Krebserkrankungen?
  - Chronische Erkrankungen/schlechter klinischer AZ?
- Schwäche?
- Demenz?
- Depression?
- Delir?
- Benommenheit?
- Orientierungsstörung?
- Plötzlicher Bewusstseinsverlust?
  - Hypoglykämie?
  - Blutdruckabfall?
  - Herzrhythmusstörungen?
  - TIA?
  - Epilepsie?
- Sehstörungen?
- Alkohol?
- Nebenwirkungen von Medikamenten?
- Schwindel?
- Sturzangst?
- Reduzierter Allgemeinzustand?
- Körperliche Behinderung?
- Alter?
- Inkontinenz?
- Nykturie?
- Schlecht sitzende Schuhe?
- Zu lange Kleidung?
- Stolperfallen?
- Steiltreppen?
- Mangelnde Haltemöglichkeiten?
- Glatter Boden?
- Schlechte Beleuchtung?
- Sonstige?

Probleme

- Körperhaltung?
- Gangbild?
- Balancereflex?
- Bewegungsablauf?
- Sonstige?

Ressourcen

- Pat. erkennt die Sturzgefahr
- Pat. verwendet Hilfsmittel
- Pat. ist orientiert
- Pat. ist noch nicht gestürzt
- Sonstige

Ziele festlegen

- Pat. erkennt die Gefahren u. geeignete Maßnahmen
- Pat. erleidet keine Verletzungen
- Pat. fühlt sich vor Sturzgefahr geschützt
- Pat. bewegt sich sicher

Maßnahmen planen

- Einschätzen des Sturzrisikos nach Vorgaben des Expertenstandards
- Gemeinsam mit Physiotherapie, Ergotherapie, Ärzten und anderen Therapeuten Pflege-, Bewegungs- und Therapieplan aufstellen, gemeinsam Ziele setzen
- Pflege entsprechend der Grunderkrankung
- Pat. mit den Räumlichkeiten vertraut machen
- Orientierungshilfen anbringen
- Pa. Funknotrufsystem zur Verfügung stellen
- Erreichbare Haltevorrichtungen für Stöcke und Gehstützen
- Pat. beim Gehen unterstützen
- Schlafmittel nicht zu spät geben
- Wahrnehmungsfähigkeit trainieren
- Darauf achten, dass Pat. Brille und Hörgerät trägt
- Feste Schuhe
- Passform von Schuhen und langen Kleidungsstücken prüfen und korrigieren lassen
- Trockene Böden
- Rutschfeste Matten in Dusche und Badewanne
- Haltegriffe an den Wänden, besonders in Toilette und Bad
- Stühle mit erhöhter Sitzfläche
- Höhenverstellbares Bett nach Durchführung von Pflegemaßnahmen immer auf dieselbe Höhe einstellen
- Bremsen an Betten und Rollstühlen festziehen
- Aufgeräumte Zimmer
- Pat. über Hilfsmittel beraten u. zum Gebrauch anleiten
- Ggf. Mobilisationsgürtel verwenden
- Ggf. Hüftprotektoren
- Ggf. Sturzhelm bei häufigen Stürzen
- Ausreichend Platz für Rollstuhl und Gehhilfen schaffen
- Gute und blendungsfreie Beleuchtung in allen Räumen
- Auf den Gängen für Sitzmöglichkeiten sorgen
- Bewegungsübungen zur Schritt- und Standfestigkeit
- Kraft- und Balancetraining
- Vor dem Aufstehen und Hinstellen Bodenkontakt mit den Füßen herstellen
- Regelmäßige Fußpflege
- Inkontinenzhilfsmittel korrekt anpassen, damit sie das Gehen nicht behindern
- Pat. ggf. bitten, vor dem Aufstehen zu klingeln und nicht alleine aufzustehen
- Einbeziehung der Angehörigen
- Alle an der Versorgung d. Pat. Beteiligten über Sturzrisiko informieren

Ergebnisse prüfen

- Allgemeinbefinden
- Vitalzeichen
- Gangbild
- Köperhaltung
- Orientierungsvermögen
- Haut
- Wohlbefinden
- Verständnis, Compliance

Taubheit

☞ Schwerhörigkeit

Informationen sammeln

- Seit wann scheidet Pat. Teerstuhl aus?
- Scheidet Pat. zum ersten Mal Teerstuhl aus?
- Hat Pat. zuvor stark erbrochen?

Ursachen
- Magenblutung?
- Darmblutung?
- Magenulkus?
- Darmulkus?
- Ösophagusvarizen?
- Medikamenteneinnahme?
- Sonstige?

Probleme
- Stuhlfarbe und Konsistenz?
- Puls?
- Blutdruck?
- Atmung?
- Schmerzen?
- Akutes Abdomen?
- Schockzeichen?
- Blässe?
- Kaltschweißigkeit?
- Sonstige?

Ressourcen
- Pat. hat kein frisches Blut erbrochen
- Pat. zeigt keine Anzeichen eines Schocks
- Es liegt kein Blutverlust in großen Mengen vor
- Pat. ist frühzeitig zum Arzt gegangen
- Pat. hat keine weiteren Erkrankungen
- Guter AZ/EZ
- Sonstige

Nicht bei jedem schwarzen Stuhl handelt es sich um Teerstuhl, er kann z. B. auch durch die Gabe von Eisenpräparaten bedingt sein.

Ziele festlegen

- Die Blutung ist gestillt
- Kreislauf ist aufrechterhalten
- Pat. hat beschwerdefreie, als ausreichend erlebte Atmung
- Pat. hat ausgewogene Flüssigkeitsbilanz
- Pat. hat keine Schmerzen
- Pat. hat Schmerzen von nicht mehr als 3/10 analog der Numerischen Rangskala

Maßnahmen planen

- Pflege entsprechend der Grunderkrankung
- Nahrungs- und Flüssigkeitskarenz
- Ggf. Bettruhe
- ☞ Dehydrationsprophylaxe
- ☞ Sturzprophylaxe
- Bei Bettlägerigkeit alle Prophylaxen
- Medikamente nach Anordnung
- Bei Ösophagusvarizen:
  - ggf. passierte Kost
  - starkes Husten vermeiden
  - bei liegender Sonde Atmung beobachten
- Pat. beruhigen und Sicherheit vermitteln
- ☞ Flüssigkeitsbilanz

Ergebnisse prüfen

- Vitalzeichen
- Bewusstseinslage
- Ausscheidung
- Wohlbefinden
- Krankheitsverständnis, Compliance

Informationen sammeln

- Seit wann hat Pat. Thrombose?
- Hatte Pat. bereits vorher Thrombose? Wie ist diese behandelt worden?
- Nimmt Pat. regelmäßig Medikamente gegen Thrombose ein? Wenn ja, welche?
- Trifft Pat. andere prophylaktische Maßnahmen, z. B. Tragen von Stützstrümpfen?
- Wie ist die Lebensweise des Pat.?
  - Raucht er?
  - Betreibt er Sport?
  - Ist Pat. übergewichtig?
- Sind in der Familie des Pat. bereits Thrombosen aufgetreten?

Ursachen

- Rauchen?
- Varizen?
- Schwangerschaft?
- Maligne Erkrankung?
- Zustand nach Operation?
- Zustand nach Verletzung?
- Gefäßmembranschäden?
  - Altersbedingt?
  - Entzündlich?
- Bewegungsmangel/Immobilität?
  - Lähmung?
  - Gipsverband?
  - Schienenlagerung?
  - Schmerzbedingte Schonhaltung?
  - Längere Flugreisen?
- Herzinsuffizienz?
- Chronisch venöse Insuffizienz?
- Erhöhte Gerinnungsneigung?
  - Flüssigkeitsmangel?
  - Blutgerinnungsfaktoren erhöht?
- Medikamente, z. B. Anti-Baby-Pille?
- Sonstige?

Probleme

- Bläuliche Hautfärbung?
- Gefühl der Schwere und Spannungsgefühl in einem Bein?
- Schwellung des Beines?
- Blau-rötliche Färbung?
- Glänzende Haut?
- Erwärmte Haut?
- Schmerzen in der Wade?
- Ulkus?
- Varizen?
- Ödeme?
- Gewicht?
- Puls?
- Blutdruck?
- Sonstige?

Ressourcen

- Pat. treibt regelmäßig Sport
- Pat. ernährt sich gesund
- Pat. raucht nicht
- Pat. hat keine weiteren Erkrankungen
- Guter AZ/EZ
- Pat. hat frühzeitig einen Arzt aufgesucht

Ziele festlegen

- Embolie ist vermieden
- Venöser Rückfluss ist gesteigert
- Gerinnungsbereitschaft ist gesenkt
- Pat. ist informiert u. akzeptiert die therapeutischen Maßnahmen/stellt seine Lebensweise um, z. B. Raucherentwöhnung

Maßnahmen planen

- Vitalzeichen häufig kontrollieren
- Medikamente nach Anordnung
- Hochlagern der Beine
- Rückstromfördernde Gymnastik nach Rücksprache
- Kompressionsverband
- Kompressionsstrümpfe
- Gespräche und Informationsblatt:
  - über Risiken
  - um die Akzeptanz der Therapie zu fördern
  - zum Prinzip der Venen-Muskel-Pumpe
  - über Minimierung der Risikofaktoren, z. B. Rauchen, Adipositas
- Ggf. Gewichtsreduktionsdiät
- Bei Phlebothrombose (tiefe Beinvenenthrombose):
  - Bettruhe
  - Hochlagerung des Beins
  - alle Prophylaxen
  - Hilfe bei der Körperpflege
  - ATS anderes Bein
  - Mobilisation nach Rücksprache mit dem Arzt
  - Keine i.m.-Injektionen

Ergebnisse prüfen

- Kompression
- Beine
- Bewegung
- Wohlbefinden
- Krankheitsverständnis, Compliance

Thromboseprophylaxe

Informationen sammeln

Ursachen für Thrombosegefahr

- Bettlägerigkeit?
- Rauchen?
- Passivrauchen?
- Varizen?
- Ödeme?
- Bläuliche Hautfärbung?
- Ulkus?
- Schwangerschaft?
- Maligne Erkrankung?
- Zustand nach Operation?
- Zustand nach Verletzung?
- Sind Gefäßmembranschäden bekannt?
  - Altersbedingt?
  - Entzündlich?
- Bewegungsmangel/Immobilität?
  - Lähmung?
  - Gipsverband?
  - Schienenlagerung?
  - Schmerzbedingte Schonhaltung?
  - Längere Flugreise?
  - Ist Herzinsuffizienz bekannt?
- Chronisch venöse Insuffizienz?
- Erhöhte Gerinnung?
  - Flüssigkeitsmangel?
  - Blutgerinnungsfaktoren erhöht?
- Alter?
- Gewicht?
- Puls?
- Blutdruck?
- Sonstige?

Ressourcen

- Pat. kann sich im Bett bewegen
- Pat. treibt regelmäßig Sport
- Pat. ernährt sich gesund
- Pat. raucht nicht
- Pat. hat normale Gerinnung
- Guter AZ/EZ
- Pat. hat keine das Thromboserisiko steigernden Begleiterkrankungen
- Sonstige

Ziele festlegen

- Thrombose, insbesondere Phlebothrombose (tiefe Beinvenenthrombose), ist vermieden
- Venöser Rückfluss ist gesteigert
- Der venöse Rückfluss ist auch im Liegen gewährleistet bzw. verbessert
- Gerinnungsbereitschaft ist gesenkt
- Pat. ist informiert u. akzeptiert die therapeutischen Maßnahmen

Maßnahmen planen

- Pflege entsprechend der Grunderkrankung
- Ggf. Frühmobilisation
- Hochlagern der Beine
- Ausstreichen der Venen
- Pat. zu rückstromfördernder Gymnastik anleiten, z. B. Bettradfahren, Fußkreisen, Anheben der Beine, Anspannen der Oberschenkelmuskulatur, Drücken der Fußsohle gegen das Bett
- Antithrombosestrümpfe anpassen und Pat. die Handhabung erklären, z. B. auch nachts tragen
- Kompressionsverband
- Intermittierende pneumatische Kompression
- Gespräche und Informationsblatt:
  - über Risiken
  - um die Akzeptanz der Therapie zu fördern
  - zum Prinzip der Venen-Muskel-Pumpe
  - über Minimierung der Risikofaktoren, z. B. Rauchen, Adipositas
- Medikamente nach Anordnung
- ☞ Flüssigkeitsbilanz
- ☞ Dehydratationsprophylaxe
- Ggf. Gewichtsreduktionsdiät
- Ernährungsberatung anbieten

Ergebnisse prüfen

- Beine
- Strümpfe/Kompression
- Schmerzen
- Beweglichkeit
- Gewicht
- Flüssigkeitsbilanz
- Krankheitsverständnis, Compliance

Informationen sammeln

- Seit wann hat Pat. ein Tracheostoma?
- Notfallbedingte Tracheostomie?
- Langzeitstomaversorgung?
- Atmet Pat. spontan oder muss er (temporär) beatmet werden?
- Ist Pat. bei Bewusstsein?
- Ist Pat. orientiert?
- Bekommt Pat. Sauerstoff über das Tracheostoma?
- Akzeptiert Pat. das Tracheostoma?
- Gibt es Abwehrreaktionen?
- Wer versorgt das Tracheostoma/den Pat. zu Hause?
- Wie viel Schleim produziert Pat.?
- Kann er durch das Tracheostoma abhusten oder muss er abgesaugt werden?
- Sonstige?

Probleme

- Atmung?
- Vitalzeichen?
- Borkenbildung?
- Schleimhäute?
- Ängste?
- Schmerzen?
- Sonstige?

Ressourcen

- Pat. ist orientiert und versteht Bedeutung des Tracheostomas
- Pat. kann mit dem Tracheostoma umgehen
- Pat. atmet spontan ohne maschinelle Unterstützung u. kann alleine abhusten
- Tracheostoma ist nicht entzündet
- Pat. hat keine weiteren Erkrankungen (mehr)
- Pat. hat einen Sprechaufsatz
- Sonstige

Ziele festlegen

- Pat. atmet frei
- Pat. akzeptiert das Stoma und die Kanülenversorgung
- Pat. akzeptiert die Stimmprothese, beherrscht die Ösophagussprache oder den Umgang mit Sprechapparaten
- Pat. beherrscht Tracheostoma- und Kanülenpflege
- Pat. hat soziale Kontakte

Maßnahmen planen

- Pflege entsprechend der Grunderkrankung
- Medikamente nach Anordnung
- Bei Bettlägerigkeit alle Prophylaxen
- Verbandswechsel nach Anordnung oder Standard
- Zum Schutz der umgebenden Haut ggf. Hydrokollidverband nach Anordnung
- Haut feucht reinigen ohne Seife
- Bei der Hautpflege keine Watte verwenden
- Bei der Körperpflege darauf achten, dass Wasser, Fusseln oder Haare nicht ins Tracheostoma gelangen
- Feuchtrasur bei Männern
- Mundpflege

- ☞ Soor- und Parotitisprophylaxe
- Nasenpflege
- Schleimhautbefeuchtung, z.B. durch „künstliche Nasen“, Inhalation nach Anordnung
- Ggf. Bronchialsekret absaugen
- Ggf. Pat. zum Absaugen anleiten
- Pat./Angehörige vor Entlassung mit tgl. durchzuführender Tracheostoma- u. Kanülenpflege vertraut machen
- Pat. im Umgang mit Geräten u. Hilfsmitteln anleiten (Duschschutz)
- Kommunikation d. Pat.:
  - Sprechübungen nach Anleitung durch Logopäden fortsetzen
  - ggf. Pat. im Umgang mit elektronischer Sprechhilfe schulen
  - Zeichensprache einüben
  - Schreibtafel, Papier u. Stifte bereitlegen
- Ggf. Kontakt zu Selbsthilfegruppen vermitteln
- Ggf. Sozialarbeiter informieren
- Bei Versorgung mit einer Trachealkanüle:
  - Geräte und Materialien vorführen
  - Schulung im Umgang mit Geräten und Material
  - Kanülenwechsel im angeordneten Intervall → nur durch Arzt o. speziell eingewiesenes Pflegepersonal
  - beim Kanülenwechsel auf die Atmung achten
  - unterschiedlich lange Kanülen abwechseln
  - Innenkanüle mehrmals tgl. herausnehmen u. reinigen
  - Ersatzkanülen bereithalten
  - Pat. im Umgang mit Kanülen und Stoma schulen
  - bei Dyspnoe Kanüle entfernen und ersetzen
- Bei Versorgung mit einer geblockten Trachealkanüle Pat. und Angehörige informieren über:
  - Atmung über Trachealkanüle
  - ggf. Stimmverlust
  - Geschmacksbeeinträchtigung
  - Einschränkung des Geruchssinns
  - fehlende Bauchpresse

> Erhöhte Erstickungsgefahr bei Tracheostoma-Trägern: Da Sekret und Blut nicht ausgespuckt oder heruntergeschluckt werden können, besteht die Gefahr, dass die Sekretionen sich in der Kanüle festsetzen und das Lumen einengen oder verstopfen. Pat. daher engmaschig beobachten und bei plötzlich einsetzender Atemnot umgehend Sofortmaßnahmen einleiten: Absaugung oder Kanülenwechsel.

Ergebnisse prüfen

- Atmung
- Trachealsekret
- Speichel
- Wohlbefinden
- Tracheostoma
- Mund- und Nasenschleimhaut
- Verständnis, Compliance

Informationen sammeln

- Seit wann besteht ein Tremor?
- In welchen Situationen tritt der Tremor auf?
- Ist die Ursache bekannt?
- Erscheinungsform?
  - Ruhetremor?
  - Bewegungstremor?
  - Intentionstremor?
  - Isometrischer Tremor?
  - Haltetremor?
  - Aufgabenspezifischer Tremor?
- Tritt der Tremor isoliert auf (essenzieller Tremor)?
- Ist er Symptom einer anderen Erkrankung, z. B. Parkinsontremor?

Ursachen

- Physiologisch?
- Genetische Disposition?
- Toxisch?
- Psychogen?
- Zerebral?
- Metabolisch?
- Traumatisch?
- Medikamentös?
- Alkohol- oder Drogenentzug?

Probleme

- Betroffene Körperpartien?
  - Extremitäten?
  - Kopf?
  - Rumpf?
- Tremorfrequenz?
- Tremorstärke?
- Koordinationsstörungen?
- Gangstörungen?
- Sturzgefahr?
- Psychische Belastung?
- Soziale Stigmatisierung?
- Schmerzen?

Ressourcen

- Pat. ist mobil
- Pat. kann alltägliche Verrichtungen selbstständig ausführen
- Pat. hat keine darüber hinausgehende neurologische Symptomatik
- Kausale Behandlung des Tremors möglich
- Guter AZ/EZ
- Pat. hat stabiles soziales Umfeld
- Sonstige

Ziele festlegen

- Pat. hat keinen Tremor mehr
- Pat. hat gelernt, mit seinem Tremor umzugehen
- Pat. kennt Bewegungs- und Koordinationsübungen und führt diese selbstständig durch
- Pat. kennt mögliche Hilfsmittel und setzt diese gezielt ein
- Selbstständigkeit d. Pat. so weit wie möglich erhalten
- Pat. ist gesellschaftlich nicht isoliert
- Pat. ist schmerzfrei

Maßnahmen planen

- Medikamente nach Anordnung
- Bewegungsübungen zur Verbesserung der Bewegungsabläufe
- Motivation zur Durchführung der Bewegungs- und Koordinationsübungen
- Aktivierende Pflege
- Unterstützung bei den alltäglichen Verrichtungen, wenn nötig
- Ggf. ☞ Sturzprophylaxe
- Pat. über mögliche Hilfsmittel aufklären, z.B. spezielles Essbesteck
- Psychische Unterstützung
- Gesprächsbereitschaft signalisieren
- Pat. ermuntern, Geduld mit sich zu haben
- Ggf. Kontakt zu Selbsthilfegruppen vermitteln

Ergebnisse prüfen

- Koordination
- Beweglichkeit
- Gangbild
- Wohlbefinden
- Soziale Kontakte
- Krankheitsverständnis, Compliance

☞ Erbrechen

Informationen sammeln

- Seit wann besteht Übelkeit?
- Wie oft verspürt Pat. Übelkeit?
- Was verschafft Pat. Linderung?
- Nimmt Pat. Medikamente ein?

Ursachen

- Vergiftungszeichen?
  - Verdorbene Lebensmittel?
  - Giftstoffe?
  - Alkohol?
- Narkosenachwirkungen?
- Reaktion auf Medikamente?
  - Diuretika?
  - Antibiotika?
  - Glukokortikoide?
  - Zytostatika?
- Krebstherapie?
- Erkrankung der Bauchorgane?
- Herzerkrankung?
- Stoffwechselerkrankung?
- (Früh-)Schwangerschaft?
- Neurologische Erkrankung?
- Allergien?
- Reaktion auf:
  - große Angst?
  - Ekel?
  - Schmerz?
- Sonstige?

Probleme

- Wo ist das Gefühl lokalisiert?
  - Im Schlund?
  - In der Magengegend?
  - Im ganzen Bauchraum?
- Blässe?
- Kalte, feuchte Haut?
- Vermehrter Speichelfluss?
- Schwindel?
- Lähmungen?
- Kopfschmerz?
- Nackensteifigkeit?
- Diarrhö?
- Obstipation (Ileus)?
- Pulsfrequenz?
- Blutdruck?
- Temperatur?
- Sonstige?

Ressourcen

- Pat. hat keine weiteren Erkrankungen
- Guter AZ/EZ
- Hausmittel verschaffen Linderung
- Angehörige/Freunde unterstützen den Pat.

Ziele festlegen

- Ausreichende Versorgung des Pat. mit Nährstoffen ist gesichert
- Wohlbefinden d. Pat. wiederhergestellt
- Pat. nimmt am gesellschaftlichen Leben teil
- Pat. hat sein Lebensweise umgestellt und anfallauslösende Faktoren minimiert

Maßnahmen planen

- Pflege entsprechend der Grunderkrankung
- Bei Bettruhe alle Prophylaxen
- Ggf. Unterstützung bei der Körperpflege
- Nahrungskarenz (Vorsicht bei Diabetikern!) oder Tee und Zwieback
- Medikamente nach Anordnung
- Individuell unbekömmliche und unbeliebte Speisen ausschließen
- Starke Gerüche vermeiden
- Gewichtskontrolle
- ☞ Flüssigkeitsbilanz
- ☞ Dehydrationsprophylaxe
- ☞ Sturzprophylaxe

Ergebnisse prüfen

- Vitalzeichen
- Übelkeit
- Gewicht
- Ernährungsprotokoll
- Flüssigkeitsbilanz
- Wohlbefinden
- Verständnis, Compliance

Ulcus cruris

= Unterschenkelgeschwür, auch offenes Bein; ☞ Wunden

Informationen sammeln

- Seit wann hat Pat. Ulcus cruris?
- Wo?
  - Rechts oder links?
  - Knöchel, Schienbein, Innenseite?
  - Ferse, Zehen?
- Wie wird das Ulkus behandelt?
- Wurden bereits weitere Behandlungsmethoden angewendet?
- Bestehen Allergien gegen einzelne Verbandsmaterialien?
- Hat Pat. bereits abgeheilte Ulcus cruris?

Ursachen

- Arteriell bedingt, z. B. periphere arterielle Verschlusskrankheit?
- Venös bedingt, z. B. Zustand nach Beinvenenthrombose?
- Arteriell und venös?
- Sonstige?

Probleme?

- Fehlende Fußpulse?
- Unterschenkelödem?
- Stauungsdermatose?
- Schweregefühl im betroffenen Bein?
- Schmerzen im betroffenen Bein?
- Hautprobleme, z. B.:
  - dünn?
  - Stauungsflecken?
  - Pigmentierung (braun, gelb)?
  - pergamentartig?
  - kühl?
  - leicht verletzbar?
  - harte, rote, schmerzhafte Platten?
  - nässende Stellen?
- Wunde?
- Gewicht?
- Sonstige?

Ressourcen

- Guter AZ/EZ
- Keine zusätzlichen Erkrankungen
- Pat. hat Normalgewicht
- Pat. kann sich bewegen
- Pat. hat keine Schmerzen
- Sonstige

Ziele festlegen

- Epithelisierung der Haut ist abgeschlossen
- Pat. trinkt ca. 2000 ml Flüssigkeit pro Tag
- Pat. bewegt sich regelmäßig
- Pat. trägt regelmäßig Kompressionsstrümpfe

Maßnahmen planen

- Moderne Wundversorgung nach Standard mit Wundauflagen
- Kompressionsmaßnahmen: Kompressionsverband oder -strümpfe → keine Kompression bei arteriell bedingtem Ulkus!
- Beine hochlagern → keine Hochlagerung bei arteriell bedingtem Ulkus!
- Bewegungsübungen durchführen lassen
- Kalte Beingüsse
- Beratungsgespräche über:
  - Zusammenhang zwischen Venen-Muskel-Pumpe und Ulkus
  - Bedeutung dauerhafter Kompression u. Gefäßtraining
  - Fußgymnastik
  - geeignetes Schuhwerk
  - hygienischen Verbandswechsel (wenn nötig)
  - hohen Stellenwert von Bewegung, z.B. regelmäßige Spaziergänge
  - Vermeiden von schwerem Heben oder Tragen
  - Vermeiden direkter Wärme, z.B. Sauna, Sonnenbäder
  - „S-L-Regel": Sitzen u. Stehen sind schlecht, Laufen u. Liegen sind lobenswert
  - Selbsthilfegruppen
- Maßnahmen zur Stärkung des Immunsystems
- ☞ Flüssigkeitsbilanz
- ☞ Dehydratationsprophylaxe
- Ggf. Ernährungsberatung
- Schmerzen nach Anordnung therapieren

Ergebnisse prüfen

- Schmerzen
- Beweglichkeit
- Kompression
- Flüssigkeitsbilanz
- Gang
- Haut
- Wundprotokoll
- Krankheitsverständnis, Compliance

Urtikaria

= Nesselsucht; ☞ Allergie, ☞ Juckreiz

Informationen sammeln

- Wo befinden sich die Quaddeln?
- Seit wann bestehen die Quaddeln/die Reaktionen?
- Plötzlicher oder schleichender Beginn?
- Ist sie schon häufiger aufgetreten?
- Wenn ja, wie hat Pat. sie vorher behandelt?
- Nimmt d. Pat. Medikamente, Salben oder Hausmittel dagegen ein?

Ursachen

- Allergische Reaktion auf:
  - Nahrungsmittel?
  - Genussmittel?
  - Arzneimittel?
  - Insektenstich?
- Physikalische Einflüsse, z. B.:
  - Kälte?
  - Wärme?
  - Licht?
  - Druck?
  - Kontakt?
- Lupus erythematodes?
- Bei Anstrengung, z. B.:
  - Stress?
  - Temperaturerhöhung?
- Nichtallergische Reaktionen auf:
  - Medikamente?
  - Kosmetika?
  - Farbstoffe?
- Sonstige?

Probleme

- Ausdehnung?
- Rötung?
- Juckreiz?
- Schwellung?
- Ödem?
- Gesichtsschwellung?
- Kopfschmerzen?
- Puls?
- Blutdruck?
- Temperatur?
- Schockzeichen?
- Sonstige?

Ressourcen

- Ursache/Allergen ist bekannt u. kann vermieden werden
- Quaddeln sind lokal begrenzt
- Pat. hat keine Schmerzen
- Guter AZ/EZ
- Keine weiteren Erkrankungen
- Pat. ist orientiert
- Sonstige

Ziele festlegen

- Pat. ist mit einer Desensibilisierung einverstanden
- Pat. vermeidet Kontakt mit auslösenden Stoffen
- Kreislauf ist aufrechterhalten
- Pat. hat beschwerdefreie, als ausreichend erlebte Atmung
- Pat. hat eine ausgewogene Flüssigkeitsbilanz

Maßnahmen planen

- Unterstützen bei Allergietest und/ oder Suchdiät
- Allergietagebuch führen
- Medikamente nach Anordnung
- Kühlende Gele
- Ggf. juckreizstillende Maßnahmen
- Entspannungstechniken anbieten
- Kontakt zur Ernährungsberatung herstellen
- Pat. über Sozialdienst Umschulung anbieten
- Ggf. Psychotherapie
- Kontakt zu Selbsthilfegruppen anbieten

Ergebnisse prüfen

- Haut
- Vitalzeichen
- Atmung
- Wohlbefinden
- Krankheitsverständnis, Compliance

Varizen

= Krampfadern

Informationen sammeln

- Seit wann bestehen Varizen?
- Sind es mehr geworden?
- Sind bereits Varizen entfernt worden?
- Wie ist die Hautbeschaffenheit insgesamt?
- Gewicht des Pat.? Lebensweise? Bewegt er sich ausreichend? Nikotinabusus?

Probleme

- Wo?
  - Oberflächlich?
  - Subkutan?
  - Innenseite von Ober- und Unterschenkel?
  - Rück- und Außenseite der Unterschenkel?
- Welche Art?
  - Besenreiservarizen?
  - Retikuläre Varizen?
  - Seitenastvarizen?
  - Stammvarizen?
- Schwellung?
- Schwere- und Spannungsgefühl?
- Schmerzen?
- Nächtliche Muskelkrämpfe?
- Hautveränderungen?
- Komplikationen?
  - Thrombophlebitis?
  - Blutung aus geplatzten Varizen?
  - Ulcus cruris?
- Juckreiz?
- Umschriebene Schmerzen?
- Ödeme?
- Gewicht?
- Sonstige?

Ressourcen

- Pat. hat keine venösen Rückflussstörungen
- Haut d. Pat. ist intakt
- Keine weiteren Erkrankungen
- Guter AZ/EZ
- Sonstige

Ziele festlegen

- Pat. erleidet keine Thrombose
- Pat. trinkt ca. 2000 ml Flüssigkeit pro Tag
- Pat. bewegt sich regelmäßig
- Venöser Rückfluss ist gesteigert
- Pat. trägt regelmäßig Kompressionsstrümpfe

Maßnahmen planen

- Pflege entsprechend der Grunderkrankung
- Kompressionsstrümpfe
- Beim Sitzen Beine hochlegen
- Bewegungsübungen u. Gefäßtraining
- Ggf. Ernährungsberatung anbieten
- ☞ Dehydratationsprophylaxe
- Ggf. Kontakt zu Selbsthilfegruppen herstellen
- Beratungsgespräche über:
  - frühzeitiges Tragen von Kompressionsstrümpfen
  - Vermeiden von langem Stehen und Sitzen
  - Hochlegen der Beine beim Sitzen
  - Gymnastik zur Förderung des Rückstroms
  - Vermeiden direkter Wärme, z. B. Sonne, Sauna
  - Vermeiden von schwerem Heben und Tragen
  - Nikotinentwöhnung
  - ggf. Gewichtsreduktion

Ergebnisse prüfen

- Kompression
- Haut
- Bewegung
- Flüssigkeitsbilanz
- Wohlbefinden
- Krankheitsverständnis, Compliance

Venenkatheter, peripher

Informationen sammeln

- Seit wann liegt der Venenkatheter?
- Was für ein Zugang liegt?
  - Butterfly?
  - Braunüle?
  - Midline-Katheter?
- Wo liegt der Zugang?
  - Ellenbeuge?
  - Handrücken?
  - Welche Körperseite?
- Indikation?
- Was wird über den Zugang verabreicht?

Probleme

- Puls?
- Blutdruck?
- Temperatur?
- Entzündungszeichen?
- Paravasat?
- Schmerzen im Bereich der Einstichstelle?
- Orientierung?
- Fühlt sich Pat. einschränkt?
- Sonstige?

Ressourcen

- Pat. ist orientiert u. versteht Bedeutung des peripheren Zugangs
- Keine Entzündungen liegen vor
- Zugang liegt nur kurze Zeit
- Guter AZ/EZ
- Sonstige

Ziele festlegen

- Infektionen vermeiden
- Pat. ist informiert
- Pat. toleriert den Zugang und fühlt sich nicht mehr als nötig in der Bewegungsfreiheit eingeschränkt

Maßnahmen planen

- Pflege entsprechend der Grunderkrankung
- Ggf. Hilfe bei alltäglichen Verrichtungen
- Bei Bettlägerigkeit alle Prophylaxen
- ☞ Flüssigkeitsbilanz
- Vor jeder Manipulation: hygienische Händedesinfektion
- Aseptischer Verbandswechsel nach hausinternem Standard
- Vor Mobilisation sicherstellen, dass Verbindungsstücke, Dreiwegehahn und/oder Infusionen fest miteinander verschraubt sind
- Bakterienfilter patientennah anbringen
- Infusionszuleitungen mit allen Verbindungsstücken alle 24–48 Std. erneuern (nach hausinternem Standard)
- Infusionen wechseln, wenn Infusionsflasche leer ist u. der Spiegel in der Tropfkammer noch besteht
- Infusionsleitungen immer entlüften
- Mobile Pat. im Umgang mit Infusionsständer anleiten
- Pat. bitten, sich zu melden, wenn Infusionsflasche leer wird

Ergebnisse prüfen

- Vitalzeichen
- Schmerzen
- Haut
- Allergische Reaktionen
- Ödeme
- Paravasat
- Hautturgor
- Verband
- Wohlbefinden
- Verständnis, Compliance

Venenkatheter, zentral

Informationen sammeln

- Seit wann liegt der zentrale Venenkatheter (ZVK)?
- Wo liegt der Zugang?
  - V. jugularis externa o. interna?
  - V. subclavia?
  - V. cava?
  - V. basilica?
  - V. cephalica?

Probleme

- Wie sieht die Einstichstelle aus?
- Hat d. Pat. Schmerzen?
- Ist er in seiner Beweglichkeit eingeschränkt?
- Ist der Venenkatheter gut fixiert?
- Puls?
- Blutdruck?
- Temperatur?
- Entzündungszeichen?
- Schmerzen im Bereich der Einstichstelle?
- Orientierung d. Pat.?
- Was wird über den Katheter verabreicht?
- Wie viele Schenkel/Lumen hat der Katheter?
- Sonstiges?

Ressourcen

- Pat. ist orientiert und versteht die Notwendigkeit
- Es liegen keine Entzündungen vor
- Zentraler Zugang liegt nur kurze Zeit
- Guter AZ/EZ
- Sonstige

Ziele festlegen

- Komplikationen sind vermieden
- Pat. ist informiert und toleriert den Gefäßzugang

Maßnahmen planen

- Pflege entsprechend der Grunderkrankung
- Ggf. Hilfe bei alltäglichen Verrichtungen
- Bei Bettlägerigkeit alle Prophylaxen
- ☞ Flüssigkeitsbilanz
- Vor jeder Manipulation: hygienische Händedesinfektion
- ZVK möglichst nicht abklemmen oder abstöpseln
- Aseptischer Verbandswechsel nach hausinternem Standard
- Vor Mobilisation sicherstellen, dass Verbindungsstücke, Dreiwegehahn und/oder Infusionen fest miteinander verschraubt sind
- Bakterienfilter patientennah anbringen
- Infusionszuleitungen mit allen Verbindungsstücken alle 24–48 Std. erneuern (nach hausinternem Standard)
- Infusionen wechseln, wenn Infusionsflasche leer ist u. der Spiegel in der Tropfkammer noch besteht
- Infusionsleitungen immer entlüften
- Mobile Pat. im Umgang mit Infusionsständer anleiten

Ergebnisse prüfen

- Vitalzeichen
- Atmung
- Haut
- Allergische Reaktionen
- Schmerzen
- Ödeme
- Hautturgor
- Verband
- Wohlbefinden
- Verständnis, Compliance

Ventilationsstörungen

Informationen sammeln

- Seit wann hat d. Pat. Ventilationsstörungen?
- Hat Pat. erstmalig Ventilationsstörungen?
- Wenn nein, wie sind die Ventilationsstörungen vorher behandelt worden?
- Nimmt d. Pat. Medikamente ein? Inhaliert er, macht Atemübungen?
- Ist eine Lungenerkrankung bekannt?
- Sonstige?

Ursachen

- Schmerzen?
- Lungenerkrankungen?
- Lungenverletzungen?
- Erschöpfungszustände?
- Herzerkrankungen?
- Neurologische Erkrankungen?
- Bewusstseinsveränderungen?

Probleme

- Atmung?
- Husten?
- Sputum?
- Tracheostoma?
- Temperatur?
- Hautfarbe?
- Puls?
- Blutdruck?
- Unruhe?
- Angst?
- Somnolenz?
- Schmerzen?
- Dyspnoe?
- Erschöpfung?
- Gewicht?
- Sonstige?

Ressourcen

- Pat. führt selbstständig Atemübungen durch
- Pat. hustet selbstständig ab
- Pat. hat Strategien/Medikamente, wenn Ventilationsstörungen auftreten
- Guter AZ/EZ
- Pat. hat gesunde Lebensführung, z. B. ausreichend Bewegung, Ernährung, Vermeidung von Giftstoffen wie Nikotin
- Sonstige

Ziele festlegen

- Pat. atmet frei
- Der Organismus d. Pat. wird ausreichend mit Sauerstoff versorgt

Maßnahmen planen

- Pflege entsprechend der Grunderkrankung
- Bei Bettlägerigkeit alle Prophylaxen
- Sonst ☞ Pneumonieprophylaxe, z. B. VATI-Lagerung
- ☞ Flüssigkeitsbilanz
- Bauchatmung empfehlen
- Nasenatmung empfehlen
- Pat. dazu auffordern, den Oberkörper aufrecht und frei beweglich zu halten
- Keine einengende Kleidung
- Atemerleichternde Maßnahmen:
  - Oberkörperhochlagerung
  - Kutschersitz
  - Vibrationsbehandlung nach Anordnung
  - Einreibungen mit ätherischen Ölen → Vorsicht allergische Reaktionen möglich
- Unterstützen beim Abhusten
- Sekretlösende Maßnahmen
- Inhalation nach Anordnung
- Atemgymnastik durchführen lassen:
  - RC-Cornet
  - IPPB-Gerät
- Gewichtsnormalisierung
- Angemessene, vollwertige Kost
- Ausreichend zu trinken anbieten
- Entspannungstechniken einüben lassen
- Förderung der Thoraxbeweglichkeit
- Lungensportgruppe empfehlen
- Dazu raten, trockene, schadstoffbelastete Luft und Kälte zu meiden
- Kontakt zu Selbsthilfegruppen herstellen

> Bei Patienten mit Lungenemphysem kein Ausatmen gegen Widerstand üben. Keine Vibrationsbehandlung bei Patienten mit Schädel-Hirn-Trauma, Herzinfarkt, Lungenembolie, Phlebothrombose, erhöhter Blutungsneigung, Osteoporose, Frakturen und Tumoren besonders im Bereich von Thorax, Abdomen und Wirbelsäule

Ergebnisse prüfen

- Atmung
- Vitalfunktionen
- Gewicht
- Wohlbefinden
- Krankheitsverständnis, Compliance

Verwirrtheit

Informationen sammeln

- Seit wann bestehen Symptome?
- Wie oft zeigen sich diese Symptome?
- Plötzlich eintretend?
- Allmähliche Zunahme?

Ursachen

- Zustand nach Schlaganfall?
- Herzinfarkt?
- Schädel-Hirn-Trauma?
- Zustand nach Operation?
- Zustand nach Narkose?
- Vergiftungszeichen?
  - Alkohol?
  - Drogen?
  - Entzug?
- Arzneimittelnebenwirkungen?
- Hormonstörungen?
- Dehydratation?
- Störungen des Elektrolythaushalts?
- Akute Infekte, z. B. Harnwegsinfekte?
- Stoffwechselentgleisungen?
- Demenz vom Alzheimer-Typ?
- Vaskuläre Demenz?
- Multi-Infarkt-Demenz?
- Korsakow-Syndrom?
- Sauerstoffmangel?
- Lungenerkrankungen?
- Diabetes mellitus?
  - Hyperglykämie?
  - Hypoglykämie?
- Soziale Ursachen, z. B. Einweisung ins Krankenhaus, Verlust einer engen Bezugsperson?

Probleme

- Zerstreutheit, Konzentrationsstörungen?
- Störungen der Merkfähigkeit?
- Kognitive Beeinträchtigung?
- Ist der Tag-Nacht-Rhythmus gestört?
- Ist Pat. zeitlich/räumlich orientiert?
- Gedächtnis, z. B.:
  - Vergisst Pat. Namen?
  - Findet Pat. abgelegte Gegenstände nicht wieder?
- Zwanghaftes, wahnhaftes Verhalten?
- Stupor?
- Schwitzen?
- Exsikkose?
- Inkontinenz?
- Gehstörungen?
- Schluckstörungen?
- Apathie?
- Schock?
- Schmerzen?
- Depression, Angst?
- Unruhe?
- Aggression?
- Verbales Verhalten, z. B.:
  - reduzierter Wortschatz?
  - assoziatives Reden?
- Monotones Summen?
- Sozialverhalten?
- Sinnestäuschungen, Halluzinationen?
- Ausziehen?
- Missverständnisse?
- Blutdruck, Pulsfrequenz?
- Hat Pat. ein funktionierendes Hörgerät?
- Hat Pat. eine Brille und ist sie dem aktuellen Sehvermögen angepasst?

Ressourcen

- Pat. reagiert auf Ansprache
- Pat. nimmt Blickkontakt auf
- Pat. antwortet verständlich
- Pat. erkennt persönliche Bekannte
- Langzeitgedächtnis funktioniert

- Kurzzeitgedächtnis funktioniert
- Pat. ist fähig, sich selbst anzukleiden
- Pat. ist fähig, selbstständig zu essen

Ziele festlegen

- Pat. Orientierung bieten
- Pat. ist ansprechbar und angstfrei
- Pat. setzt die vorhandenen Fähigkeiten zur Bewältigung der Lebensaktivitäten ein
- Pat. gefährdet weder sich noch andere
- Pat. ist zeitlich und örtlich orientiert und erkennt persönliche Bekannte

Maßnahmen planen

- Pat. nicht überfordern
- Vorhandene Fähigkeiten erkennen und aktivieren
- Unmissverständliche Anweisungen
- Sichere Umgebung und entspannte Atmosphäre schaffen
- Validation
- Neu angekommenen Pat. in die Örtlichkeiten einweisen
- Orientierungshilfen anbringen:
  - Uhren in ausreichender Zahl und Größe; Kalender
  - deutliche Kennzeichen an Türen
  - ggf. Zimmertür und Bett des Pat. individuell kennzeichnen
  - Orientierungstafeln, Wegepläne
  - Fotos von Angehörigen
  - kleines Licht während der Nacht
  - Räume überschaubar gestalten und gut beleuchten; Spiegel
- Über Jahreszeiten, Wetter und Tageszeiten sprechen
- Mahlzeiten regelmäßig, das Abendessen nicht zu früh servieren
- Tag-Nacht-Rhythmus einhalten
- Medikamente nach Anordnung
- Ggf. Brille prüfen und reinigen
- Ggf. Hörgerät prüfen
- Kontakt zu nahe stehenden Personen herstellen
- Unterstützung bei allen Aktivitäten
- Ggf. Übungen und Spiele anbieten, um Leistungsverfall des Gehirns aufzuhalten
- Schutz vor Selbst- und Fremdgefährdung schaffen
- Ggf. Sitzwache
- Ggf. Angehörige über die rechtliche Lage (Betreuung) informieren
- Kontakt zu Selbsthilfegruppen
- Weitere Therapien mit Pat./im therapeutischen Team gemeinsam planen, z. B. Ergotherapie, Krankengymnastik

Ergebnisse prüfen

- Verhalten
- Bewusstsein
- Wahrnehmung
- Orientierung
- Motorik
- Sprache
- Schlaf
- Vitalzeichen
- Flüssigkeitsbilanz
- Ernährung
- Schmerzen
- Wohlbefinden
- Eigeninitiative
- Krankheitsverständnis, Compliance

☞ septische Wunden, ☞ Drainagen, ☞ Dekubitus

Informationen sammeln

- Seit wann hat Pat. die Wunde?
- Größe?
- Tiefe?
- Lokalisation?
- Art der Wundbehandlung?
  - Offen?
  - Geschlossen?
- Vakuumversiegelung?
- Welche Wundauflage?
- Spezielle Wundabdeckung?

Probleme

- Welche Art von Wunde?
- Woher stammt die Wunde
- Was für eine Wunde ist es?
  - Mechanische Wunde?
  - Thermische Wunde?
  - Chemische Wunde?
  - Strahlenbedingte Wunde?
- Wunde:
  - mit Naht?
  - ohne Naht?
  - geklammert?
- Drainage?
- Wundheilungsstörungen?
- Granulation?
- Wundränder?
- Sekretion?
- Stoffwechselstörungen?
- Septisch?
- Allgemeinzustand?
- Entzündungszeichen?
- Tetanusimpfschutz?
- Schmerzen?
- Sonstige?

Ressourcen

- Wunde ist nicht infiziert
- Pat. hat keine Immunschwäche
- Haut ist ansonsten intakt
- Guter AZ/EZ
- Sonstige

Ziele festlegen

- Narbenbildung ist minimal
- Struktur und Funktion der Haut sind wiederhergestellt
- Pat. erhält 1,25–1,5 g Eiweiß pro Kg/Körpergewicht/pro Tag
- Wundgebiet ist komplett und ständig frei von Druck
- Pat. hat Schmerzen von nicht mehr als 3/10 analog der Numerischen Rangskala

Maßnahmen planen

- Pflegemaßnahmen entsprechend der Grunderkrankung
- Konsequente Druckentlastung der Wunde
- Auf verbale und nonverbale Schmerzäußerungen achten
- Eiweißreiche Kost
- Ggf. Zink, Selen und Vitamine nach Anordnung
- Verbandswechsel nach Anordnung/Standard
- Hydrokolloid-/Hydrogelverband anpassen
- Wundreinigung von innen nach außen
- Medikamente nach Anordnung
- Verband soll die Beweglichkeit nicht einschränken
- Lagerung
- Bei Bettlägerigkeit alle Prophylaxen
- Schmerzmanagement anwenden
- Regelmäßige Wundkontrolle
- Regelmäßige Dokumentation, einschließlich Fotodokumentation

Ergebnisse prüfen

- Wunde
- Haut
- Vitalzeichen
- Flüssigkeitsbilanz
- Ernährungsprotokoll
- Wohlbefinden
- Schmerzen
- Krankheitsverständnis, Compliance

Zystitis

= Blasenentzündung; ☞ Dysurie

Informationen sammeln

- Seit wann hat Pat. Zystitis?
- Hat Pat. erstmalig eine Zystitis?
- Wenn nein, wie wurden die vorherigen therapiert?
- Welche Antibiotika nimmt Pat. zur Therapie?
- Verwendet Pat. Hausmittel, z. B. Blasen- und Nierentee?

Ursachen

- Sitzen auf kühlem Boden?
- Abflusshindernisse?
- Reizblase?
- Diabetes mellitus?
- Hygieneverhalten?
- Blasenverweilkatheter?
- Sonstige?

Probleme

- Urin?
  - Menge?
  - Farbe?
- Häufiger Harndrang?
- Schmerzen beim Wasserlassen?
- Dysurie?
- Krampfartige Schmerzen über dem Schambein?
- Druckschmerz in der Blasenregion?
- Temperatur?
- Pulsfrequenz?
- Blutdruck?
- Wohlbefinden?
- Sonstige?

Ressourcen

- Erreger ist bekannt u. nicht resistent
- Pat. trinkt ausreichend
- Pat. kann alleine auf die Toilette gehen
- Pat. hat keine weiteren Erkrankungen
- Pat. ist orientiert
- Pat. kann Hygienemaßnahmen selbstständig durchführen
- Guter AZ/EZ
- Sonstige

Ziele festlegen

- Urin ist keimfrei
- Aufsteigen der Infektion ist verhindert
- Pat. ist informiert u. trinkt empfohlene Flüssigkeitsmenge
- Pat. hat keine Schmerzen
- Pat. hat Schmerzen von nicht mehr als 3/10 analog der Numerischen Rangskala
- Pat. übt Intimpflege richtig aus

Maßnahmen planen

- Medikamente nach Anordnung
- Viel zu trinken anbieten
- Blasen- und Nierentee anbieten
- Lokale Wärmeanwendung
- Bei Harndrang sofort Blase entleeren lassen
- Ggf. Bettruhe

Ergebnisse prüfen

- Urin
- Vitalwerte
- Schmerz
- Krankheitsverständnis, Compliance

Zystitisprophylaxe

Informationen sammeln

Ursachen für Zystitisgefahr

- Blasenkatheter?
- Zytostatika?
- Strahlentherapie?
- Pyelonephritis?
- Diabetes mellitus?
- Dehydratation?
- Stress?
- Östrogenbehandlung?
- Sonstige?

Probleme

- Urin?
  - Menge?
  - Farbe?
- Häufiger Harndrang?
- Schmerzen beim Wasserlassen?
- Dysurie?
- Krampfartige Schmerzen über dem Schambein?
- Druckschmerz in der Blasenregion?
- Temperatur?
- Pulsfrequenz?
- Blutdruck?
- Wohlbefinden?
- Sonstige?

Ressourcen

- Pat. trinkt ausreichend
- Pat. verkühlt sich nicht
- Pat. kann alleine auf die Toilette gehen
- Pat. hat keine weiteren Erkrankungen
- Guter AZ/EZ
- Sonstige

Ziele festlegen

- Zystitis ist verhindert
- Pat. ist informiert und nimmt ausreichend Flüssigkeit zu sich
- Pat. übt Intimpflege richtig aus
- Pat. kann Blase schmerzfrei entleeren

Maßnahmen planen

- Häufig warme Getränke anbieten
- Zu angemessener Intimhygiene anleiten:
  - keine hautreizenden Pflegemittel
  - nach d. Stuhlgang immer von vorne nach hinten wischen, für jedes Wischen neues Toilettenpapier benutzen
  - keine langen Bäder
- Angemessene Kleidung empfehlen
- Vermeiden von kalten Füßen und Zugluft
- Bei Blasenentleerungsstörung Einmalkatheter anwenden
- Pat. zum Selbstkatheterismus anleiten
- ☞ Flüssigkeitsbilanz
- Ggf. Entspannungsübungen einüben lassen
- Auf vitalstoffreiche ausgewogene Ernährung achten
- Ggf. Ernährungsberatung anbieten

Ergebnisse prüfen

- Harndrang
- Temperatur
- Schmerzen
- Wohlbefinden
- Verständnis, Compliance

Index

A

B

C

D

E

L

M

N

O

P